Complication Q&A *in* Dentistry

치과 응급처치 및 약물 처방 시 주의사항

Complication Q&A *in* Dentistry

치과 응급처치 및 약물 처방 시 주의사항

김영균 · 이양진 · 윤필영 · 최용훈 · 김수관

dh 대한나래출판사

머리말

최근 의료분쟁이 급증하고 있으며 시간이 갈수록 더욱 증가할 것으로 예상된다. 의료분쟁의 주원인은 환자와의 소통 부족과 합병증이다. 치과의료는 환자의 고통을 해소시켜 주는 인술을 베푸는 진료 분야임에도 불구하고, 아직도 상당수의 환자들은 단순히 "이를 때운다. 뽑는다. 이를 해서 박는다"라는 정도로 알고 있으며 일부 치과의사들은 이와 관련된 치료에 몰두하기도 한다.

학부 과정에서 모두 배웠지만 치과의료는 상상 외로 광범위한 분야이다. 구강 내 치료 외에도 두경부 영역의 모든 질환을 취급하고 의과적 전신질환을 숙지하고 있어야 양질의 치과진료를 할 수 있다. 치과 분야도 의료분쟁에서 절대 자유롭지 않으며 분쟁 건수는 의과, 한의과를 포함한 의료 분야에서 상위 랭킹을 차지하고 있다.

합병증은 정상적인 진료 행위를 해도 불가피하게 발생할 수 있다. 또한 다양한 문제점을 가진 환자들이 치과치료를 위해 내원하고 있는 실정이다. 이런 시점에서 치과의사들은 치과진료와 관련된 문제점들과 다양한 합병증을 잘 알고 있어야 하며 환자에게 설명하고 대처할 수 있는 능력을 가져야 한다.

최근 환자들은 과거와 달리 의학에 대해 문외한이 아니며 자신의 건강에 대한 관심도와 의학적 상식이 현저히 높아졌다. 또한 의학적 치료와 관련하여 부적절한 결과가 초래되었을 경우 원인 규명과 상세한 설명을 요구하게 되고, 의료진이 적절히 대처하지 못하면 의료분쟁으로 진행되며 의료인과 병원 측에 불리한 판결이 내려지는 경우가 많다.

이와 같은 현실에서 5명의 집필진이 의기투합하여 합병증과 문제점들을 정리하게 되었으며 가급적 자신들의 증례를 중심으로 집필하고자 노력하였다. 증례를 경험하지 못한 사례들은 관련 문헌들을 정리하였으며 가능하면 치과진료와 관련된 모든 문제점과 합병증을 수록하고자 하였으나 여전히 미흡한 것이 많음을 인정한다.

머리말

본 저서는 내용이 방대하여 제1, 2권으로 분리하였고 제1권에서는 수술 및 전신질환 관련 문제점과 합병증들을 다루었으며 제2권에서는 수복 및 보철치료 관련 내용들과 저자들이 임상에서 직접 경험하였던 합병증 사례들을 소개하였다. 또한 치과 응급환자들에게 일차적으로 시행해야 하는 검사 및 응급처치법과 약물상호작용, 전신질환을 보유한 환자에서 약물투여 시 주의사항들은 요약하여 소책자로 준비하였다.

본 저서를 집필하면서 아직도 합병증 관련 분야의 내용을 다루는 데 한계가 많음을 인식하게 되었으며 모든 집필진은 지속적으로 문헌고찰 및 증례들을 추가하여 합병증 백과사전에 준하는 저서를 2판으로 출판하는 것을 목표로 하고 있다. 본 저서에 포함된 도해 및 원고편집과 출판을 담당해 주신 대한나래출판사 최용원 사장님과 임직원들에게 진심으로 감사를 드린다.

대표저자 분당서울대학교병원 치과 구강악안면외과 교수

김 영 균

목차

1. 예방적 항생제 처방 protocol 1

1. 예방적 항생제 1
2. 관절 대체술 3

2. 약물 상호작용 6

1. 진통제의 약물 상호작용 요약 I 6
2. 진통제의 약물 상호작용 요약 II 6
3. 항생제의 약물 상호작용 요약 6
4. 주의해야 할 약물 부작용 16
5. 기타 약물 20
6. 심혈관계 약물의 상호작용 33
7. 위산분비 억제제: Cimetidine 33

3. 전신질환을 보유한 환자에서 약물 투여 시 주의사항 34

4. 치과 응급처치 지침서 44

1. 외상 44
2. 구강악안면 감염 65
3. 치통 70
4. 술후 출혈 74
5. 턱관절 탈구 75
6. 비치성 구강안면통증 75
7. 치주질환 관련 77
8. 보철물 관련 응급처치 77
9. 치열교정 치료 관련 85

찾아보기 90

1 예방적 항생제 처방 Protocol

1. 예방적 항생제

2007년 미국 심장학회(American Heart Association)에서 소개된 guidelines에 따라 예방적 항생제가 필요하다고 추천되는 경우(표 1-1~1-3)

표 1-1. 2007년 미국 심장학회 guideline에 따라 예방적 항생제 사용이 추천되는 치과 술식

고위험군	저위험군
• 발치	• 보철물, 수복
• 치주 수술, 스케일링, 치근활택술, probing	• 국소마취(치주인대 마취 제외)
• 임프란트 식립	• 러버댐 장착
• 탈구된 치아의 재 식립	• 수술 후 발사
• 근관치료 시 기구가 치근첨을 넘어서는 경우	• 보철 또는 교정 장치 제거
• 섬유나 실 형태의 항생제를 치은연하에 위치시키는 경우	• 구강 내 방사선사진 촬영
• 교정용 밴드 장착	• 인상 채득
• 치주인대 국소 마취	• 불소치료
• 치아나 임플란트의 치면세마	

① 인공 심장 판막수술

② 감염성 심내막염에 이환된 병력

③ 선천정 심장장애

a. 복구되지 않거나 불완전하게 복구된 CCHD(Cyanotic congenital heart disease), palliative shunt나 conduits를 시행한 환자

b. 인공적 장치나 물질을 이용하여 선천적 심장결손을 완전히 복구한 경우: 수술하

표 1-2. 심내막염 예방적 항생제 protocol

		성인	소아
Penicillin	PO	Amoxicillin 2g 1h before	Amoxicillin 50mg/kg, 1h before
	IV	Ampicillin 2g, 30min before	Ampicillin 50mg/kg, 30min before
Penicillin allergy	PO	Clindamycin 600mg, 1h before Cephalexin(Mesexin) 2g, 1h before Azithromycin or Clarithromycin 500mg, 1h before	Clindamycin 10mg/kg, 1h before Cephalexin(Mesexin) 50mg/kg, 1h before Azithromycin or Clarithromycin 15mg/kg, 1h before
	IV	Clindamycin 600mg, 30min before	Clindamycin phosphate 10mg/kg, 30min before

표 1-3. 면역기능저하 환자 예방적 항생제 protocol

	사용 가능 약물	사용 금지 약물
PO	Amoxicillin 2g + metronidazole 500mg, 1h before	Clindamycin
IV	Ampicillin 2g + metronidazole 500mg, 1h before	
페니실린 알러지	Vancomycin 1g IV or imipenem 1g IV	

거나 카테타를 넣은 경우 수술로부터 첫 6개월간

c. 선천적 심장결손에 대해 어떠한 형태의 복구 후에도 잔존하는 결손부위 또는 인공 패치, 장치에 인접한 부위인 경우

④ 심장 이식 후 심장 판막의 문제로 진행하는 경우

a. 승모판 탈출증(mitral valve prolapse)

b. 류마티스 심장 질환(rheumatic heart disease)

c. 이첨판 질환(bicuspid valve disease)

d. 대동맥 석회화 협착증(calcified aortic stenosis)

e. 선천적 심장 결손: 심실 중격 결손(ventricular septal defect), 심방 중격 결손(atrial septal defect), 심장 근육 병증(hypertrophic cardiomyopathy)

이 외에 예방적 항생제가 추천되는 다른 의학적 상태(Lockhart, et al, 2007)

• 신장 이식/투석

- 혈우병
- 단락술(shunts)
- 후천성 면역 결핍증, 암이나 화학적 항암치료로 인한 이차 면역저하자
- 전신성 홍반성 낭창
- 조절되지 않는 인슐린 의존성 당뇨

2. 관절 대체술

2009년 미국 정형외과 수술 학회(American Academy of Orthopedic Surgery; AAOS) 위원회에서 대체관절 보철물 부위가 세균에 감염이 된다면, 쉽게 제거되지 않아 결국 혈액 속에 세균이 생기는 공급처가 될 가능성이 있으므로 위험성이 높기 때문에, 치과의사에게 전체 관절 대체술(엉덩이, 무릎)을 받은 환자에게서 예방적 항생제 사용을 고려해 볼 것을 제안했다. 2003년 AAOS에서는 전체 관절 대체술을 받고 2년 이내의 환자들 중 미국 심장학회 guideline에 따라 고위험군으로 분류되는 환자들에게서는 예방적 항생제를 주는 것이 추후 관절부위의 감염 치료 등의 비용/위험을 따져본다면 충분히 환자에게 이득일 것이라고 했다. 관절 대체술 부위 감염을 예방하기 위한 예방적 항생제는 표 1-4와 같다.

Cephalexin은 골을 관통하는 비율이 좋아 관절 대체술 환자에게서 이상적인 항생제이어서 추천되지만, penicillins과 cephalosporines에 10% 교차 민감반응이 있어 알러지가 있는 환자들은 사용에 주의해야 하며, clindamycin 사용을 추천한다.

그러나 현재까지 전체 관절 대체술을 한 환자에게 예방적 항생제를 사용하는 것에

표 1-4. 관절 대체술 부위 감염을 예방하기 위한 예방적 항생제

		추천되는 약	용량
Penicillin	PO	Cephalexin, cephradine or amoxicillin	2g for PO, 1h before
	IV	Cefazolin or ampicillin	Cefazolin 1g or ampicillin 2g for IM or IV, 1 h before
Penicillin allergy	PO	Clindamycin	600mg for po, 1h before
	IV	Clindamycin	600mg for IV, 1h before

대해 회의적인 의견도 있다. 그 이유 중 하나는 대부분의 인공 관절 감염을 일으키는 원인이 staphylococci인데 구강 내에는 많지 않아 치과적 치료 중 해당 균에 의한 균혈증으로 인공 관절의 감염이 발생할 가능성이 낮다. Viridans 그룹의 streptococci가 혈액원성 인공관절 감염을 일으키는 양은 겨우 2%밖에 되지 않는다. 또한 항생제 저항성에 대해서도 생각을 해봐야 하는데, 인공관절의 감염을 예방하기 위해 예방적 항생제를 사용하는 것이 결국 항생제 내성을 증가시킬 수 있어 예방적 항생제를 사용하는 것이 효과적이지 않을 수 있다(Deacon, et al, 1996). 다른 2011년 논문에 따르면 인공관절 감염의 위험성과 예방적 항생제를 사용하는 것 사이에는 명확한 관련이 없다는 보고도 있어 예방적 항생제를 사용하는 것 자체가 의문시될 수 있다(Skaar et al, 2011).

2012년 미국치과의사협회와 정형외과의사학회에서 정형외과 임플란트를 가진 치과치료 환자들에 대한 예방적 항생제 사용에 대한 지침을 다음과 같이 발표하였다(The Canadian Dental Association; 2013, Watters W 3rd, et al; 2013).

1. 엉덩이와 무릎관절 대체술(hip and knee prosthetic joint implants)을 받은 환자들의 치과치료 시 예방적 항생제 사용을 추천하였다.
2. 다른 인공관절대체물을 가지고 있는 환자들의 치과치료를 시행할 경우에는 국소적인 구강가글링제 사용을 추천하였다.
3. 모든 관절대체물을 가지고 있는 환자들에서 구강위생관리가 매우 중요함을 강조하였다.

Q. **예전에 심장 질환에 관해 치료받은 적이 있는 환자에게 예방적 항생제가 필요할까요?**

A. 아니요. 심장 혈관이 막힌 것을 열어주기 위해 혈관성형이나 스텐트 삽입을 시행할 수 있습니다. 심장의 스텐트는 작은 그물 형태의 튜브로 좁거나 약한 혈관을 치료하기 위해 사용됩니다. 풍선형 혈관성형술은 좁아진 혈관에 특수한 카테타를 넣어 위치시킨 후 혈관 벽에 있을 지방을 밀어 혈관을 넓히게 됩니다.

Q. **치과치료 30~60분 전 예방적 항생제를 주지 않았거나 환자가 잊어 버렸을 경우에는 어떻게 하나요?**

A. 치과치료 후 2시간이 되기 전에 최대 용량을 줍니다(Wilson et al, 2007. Dajani et al, 1997).

Q. 환자가 다른 이유 때문에 이미 항생제를 복용 중이면 어떻게 하나요?

A. 다른 이유 때문에 항생제를 복용 중이더라도 심내막염에 대해 다시 고려해 봐야 합니다. 즉, 치과적 술식에 의해 균혈증을 일으킬 수 있는 세균에 적절한 항생제가 맞는지 생각해 봐야 합니다. 그렇지 않아서 다른 항생제를 쓰기로 한다면 크게 정균제/살균제 간의 상호작용을 고려하여 항생제를 선택해야 합니다. 예를 들어 tetracycline(정균제)를 복용 중이라면 amoxicillin(살균제)를 선택하지 말고 clindamycin을 선택해야 합니다 (Wilson et al. 2007, Dajani et al. 1997).

참고문헌

Dajani AS, Taubert KA, Wilson W, et al. Prevention of bacterial endocarditis: recommendations by the American Heart Association. J Am Dent Assoc 1997;128:1142-51.

Dajani AS, Taubert KA, Wilson W, et al. Prevention of bacterial endocarditis. Recommendations by the American Heart Association. JAMA 1997;277:1794-801.

Deacon JM, Pagliaro AJ, Zelicof SB, Horowitz HW. Prophylactic use of antibiotics for procedures after total joint replacement. J Bone Joint Surg Am 1996;78:1755-70.

Lockhart PB, Hanson NB, Ristic H, et al. Acceptance among and impact on dental practitioners and patients of American Heart Association recommendations for antibiotic prophylaxis. J Am Dent Assoc 2013;144:1030-5.

Skaar DD, O'Connor H, Hodges JS, Michalowicz BS. Dental procedures and subsequent prosthetic joint infections: findings from the Medicare Current Beneficiary Survey. J Am Dent Assoc 2011;142:1343-51.

The Canadian Dental Association. ADA/AAOS antibiotic prophylaxis guideline for dental patients with orthopedic implants. J Can Dent Assoc 2013;79:d28.

Watters W 3rd, Rethman MP, Hanson NB, et al. Prevention of Orthopaedic Implant Infection in Patients Undergoing Dental Procedures. J Am Acad Orthop Surg. 2013 Mar;21(3):180-9. doi: 10.5435/JAAOS-21-03-180.

Wilson W, Taubert KA, Gewitz M, et al. Prevention of infective endocarditis: guidelines from the American Heart Association: a guideline from the American Heart Association Rheumatic Fever, Endocarditis and Kawasaki Disease Committee, Council on Cardiovascular Disease in the Young, and the Council on Clinical Cardiology, Council on Cardiovascular Surgery and Anesthesia, and the Quality of Care and Outcomes Research Interdisciplinary Working Group. J Am Dent Assoc 2007;138:739-45, 747-60.

2 약물 상호작용

최근 각종 성인병과 만성적인 내과적 질환이 증가하면서 치과에 내원하는 많은 수의 환자들이 다양한 약물들을 복용하고 있다. 치과치료 시 처방하는 각종 약물이나 치과용 국소마취제 등이 환자들이 복용 중인 약물들과 상호작용을 일으킬 가능성이 있으며 드물게는 심각한 결과를 초래할 수도 있으므로 주의해야 한다. 또한 적응증에 맞게 적절한 약물을 정해진 용법에 맞추어 정확히 투여해야 한다. 모든 약물은 반드시 부작용이 발생할 수 있고 사용 금기증이 있기 때문에 치과에서 사용하는 다양한 약물들에 대한 필수 정보는 숙지하고 있어야 한다.

1. 진통제(Analgesics)의 약물 상호작용 요약 I(표 2-1)

2. 진통제의 약물 상호작용 요약 II(표 2-2)

3. 항생제의 약물 상호작용 요약

① 항생제들과 경구용 피임약을 병용하면 피임약의 효과가 감소될 수 있다는 주장이 있었다. 2010년 이전에는 피임약을 복용하고 있는 환자에게 항생제를 투여할 경우 추가 피임법을 권장하였다. 그러나 최근에는 피임약의 기능을 억제하는 효소분비를 유발하는 항생제(rifampicin, rifabutin)를 제외하고 치과에서 처방하는 대부분의 항생제들은 피임약의 기능을 거의 억제하지 않는다고 발표되었다. 따라서 단기간 항생제를 사용할 경우에 추가 피임법을 고려할 필요가 없다. 그러나 항생제 복용 후 설사 또는 구토가 발생할 경우에는 추가 피임법을 고려하는 것이 좋다.

② 살균제(bactericidal drug)와 정균제(bacteriostatic drug: tetracycline,

표 2-1. 진통제의 약물 상호작용 요약

약물	상호작용
Acetaminophen	• Nitroglycerin을 복용하는 협심증 환자에게 치명적 결과를 초래할 수 있다. • Barbiturates, alcohol은 이 약의 혈중 농도를 증가시킨다.
Indolacetic acid: Etodolac(Lodine, Etodolac, Ketorolac), Indomethacin(Indometa, Indomethacin)	ACE inhibitor(angiotensin-converting-enzyme inhibitor: 고혈압, 울혈성심장질환 치료제)와 상호작용으로 신장에 유해 작용을 유발
Piroxicam(Trast, Murupe), Tenoxicam, Droxicam, Lornoxicam, Meloxicam	• 경구용 혈당강하제, 인슐린과 상호작용으로 저혈당 유발 • Cimetidine 병용 시 piroxicam의 작용이 증가된다.
Ibuprofen	강심제(digoxin)와 함께 복용 시 강심제의 혈중 농도가 상승하고 독작용 유발
대부분의 NSAIDs	• 항응고제(coumadin, warfarin)와 함께 복용할 경우 출혈 성향 증가 • 이뇨성 혈압강하제 및 ACE inhibitors과 병용할 경우 혈압강하 효과가 저하된다. • 혈당강하제와 상호작용하여 저혈당 유발
Aspirin	• 항고혈압제의 혈압강하 작용 촉진 • Probenecid 병용 시 요산 배설이 저하된다.
Tramadol + Acetaminophen	MAO(monoamine oxidase) inhibitor, SSRI(selective serotonin reuptake inhibitor) 계통의 항우울제와 병용 투여해서는 안 된다.

erythromycin, clindamycin)를 병용하면 항균 효과가 감소된다.

③ 항생제 병용요법

2~3가지의 항생제를 함께 사용하는 경우가 많지만 실제로 효과가 증대되는 경우는 생각보다 드물다. 병용요법의 효과는 약효 상승작용(synergistic), 상가작용(additive), 길항작용(antagonistic) 등 세 가지 형태로 나타난다.

a. Penicillin과 cephalosporine계 항생제와 aminoglycoside를 함께 사용하면 상승작용

표 2-2. 진통제의 약물 상호작용 요약 II *(계속)*

약분류	약물	상황	약물 2	부작용 및 상호작용
NSAIDs	일반적 특성	정량 사용		내장 출혈 위험성 증가
		신기능 저하, 기관지 천식환자	Corticosteroid와 병용	금기
			Warfarin 또는 Coumadin계 항응고제	출혈 경향 상승
		소화기 장애	제산제	NSAIDs 흡수 저하
		당뇨	경구용 혈당 강하제	해당약물 효과 증가: 저혈당 유발
			Phenytoin	해당약물의 효과 증가
		고혈압	ACE inhibitor: april(Vasotec), lisionpril(Zestril) 이뇨성 혈압강하제	혈압 강하 효과 저하 신기능 저해
		울혈성 심부전		악화 가능성
			저용량의 아스피린 제제 투여환자	천식위험 증가 및 NSAIDs 효과 감소, 위장장애 증가
			Methrotrexate 병용	급성신부전 및 골수억제 발생 가능성
	Acetaminophen (NSAIDs 분류에 해당되지 않음)	만성 알코올 중독 환자		간독성 증가
			이뇨제(loop diuretics)	이뇨제 효과 감소

표 2-2. 진통제의 약물 상호작용 요약 II *(계속)*

약분류	약물	상황	약물 2	부작용 및 상호작용
NSAIDs	Aspirin	심각한 간질환자, 비타민 K 결핍, 혈우병, 와파린 등의 항응고제 복용 환자		금기: 심각한 출혈 발생 가능성
		위궤양 환자		악화 가능성
		임산부		금기: 산후출혈 증가
		19세 이하 소아, 청소년		금기: Reye's syndrome 가능성
	Ketorolac	고혈압	혈압강하제(퀴나프릴, 라미프릴, 캡토프릴, 리지노프릴, 에날라프릴)	신장 독성
			다른 NSAIDs 병용	금기: 중증의 위장관 이상반응 발생
	Indomethacin	심부전	Digoxin(강심제)	강심제 반감기, 혈중 농도 상승, 독작용
		고혈압	β-차단제, 이뇨제	혈압강하작용 감소
			Cyclosporin 병용	신독성 증가
			뉴퀴놀론계 항균제(오플록사신, 노플록사신, 시프로플록사신, 레보플록사신, 로메플록사신 등)를 병용	경련 유발 가능

표 2-2. 진통제의 약물 상호작용 요약 II *(계속)*

약분류	약물	상황	약물 2	부작용 및 상호작용
NSAIDs	Ibuprofen	당뇨	Gliclazide, glimepiride, gliquidone, tolbutamide 등 당뇨약과 병용 시	당뇨약의 대사를 저해하여 저혈당을 유발할 가능성
			알코올	위점막 자극 증가
			Warfarin, dalteparin, enoxaparin, nadroparin 과 병용 시	출혈 위험이 증가
		심혈관계 질환	Aspirin 매일 복용하는 환자	Aspirin 복용 2시간 이후에 복용해야 하며, ibuprofen을 장기간 복용해야 하는 경우에는 Acetaminophen으로 변경
			Digoxin(강심제)	강심제 반감기, 혈중 농도 상승, 독작용
	Naproxen		Ciprofloxacin	독성 증가
	Celecoxib	고혈압	ACE-inhibitors	효과 감소
			Wafarin	Prothrombin time 및 출혈 증가
			Aspirin	위장관 출혈 위험 증가
			Fluconazole	Celecoxib의 혈장농도 2배로 증가
	Rofecoxib	간손상 환자, 18세 이하, 임신 말기		금기

표 2-2. 진통제의 약물 상호작용 요약 II *(계속)*

약분류	약물	상황	약물 2	부작용 및 상호작용
Opioids	일반적 특성		$\alpha 2$ 작용제, NSAIDs, Phenothiazine, Benzothiazepine, 국소마취제 등과 병용	진통효과 상승
			대부분 마취제와 병용	호흡억제, 심장억제(서맥) 유발 위험성
	Morphine	• 천식발작 지속상태 환자 • 중증 간장애 환자 • 만성폐질환에 속발한 심부전 환자 • 급성 알코올 중독 환자 • 갑상선 기능 저하증 환자 • 부신피질기능저하증 환자		금기
			다른 마약성 진통제, 전신마취제, 신경안정제, 수면제, 삼환계 항우울제, 중추신경 억제제(Barbiturate, alcohol 포함)	병용투여 신중: 중추신경 억제, 깊은 진정, 호흡 억제, 혼수 가능성
			Coumarin계 항응고제	해당 약물 작용 증강
			항콜린 작동성 약제	병용 시 심한 변비, 마비성 장폐색 가능성
		임산부		기형발생 위험성
		소아, 노인		신중 투여
		수유부		수유 중단

표 2-2. **진통제의 약물 상호작용 요약 II** *(계속)*

약분류	약물	상황	약물 2	부작용 및 상호작용
Opioids	Fentanyl	부정맥환자		서맥 유발
			다른 마약이나 진정제, 수면제, 일반적인 마취제, phenothiazine계 약물, 신경안정제, 골격근 이완제, 진정작용이 있는 항히스타민제, 알코올성 음료 등 중추신경 억제제들을 병용 시	진정 효과가 증가될 수 있으며, 저호흡증, 저혈압, 심각한 진정효과 및 혼수 상태 초래
			Azole계 항진균제, clarithromycin, diclofenac, doxycycline, imatinib, propofol, quinidine, verapamil, telithromycin 등과 병용 시	Fentanyl의 혈중 농도가 증가되어 치료효과와 부작용이 증가 또는 지속될 수 있으며 중대한 호흡 억제
			Carbamazepine, phenytoin, phenobarbital 등과 병용 시	혈중 농도 감소
			다른 opioids와 병용	금기(antagonist로 작용)
	Pentazocine		Cimetidine	Tramadol의 반감기 증가
	Tramadol		중추신경계 약물(수면제, 진정제, 알코올) 등과 병용 투여 시	진정 효과가 커진다.
			Acetaminophen, 삼환계항우울제, linezolid, naloxone, SSRI류와 병용	Tramadol에 의한 발작 증가
			흡연	진통 효과 감소

표 2-2. 진통제의 약물 상호작용 요약 II

약분류	약물	상황	약물 2	부작용 및 상호작용
Opioids	Codeine		중추신경 억제제, phenothiazines, TCAs(tricyclic antedepres-sants, 삼환계 항우울제), 다른 마약성 진통제, guanabenz, MAO 억제제, 근신경 차단제의 병용	독성이 증가
			중추신경 기능 억제제(barbiturates, ethanol)와 TCAs(삼환계 항우울증)	약제의 진정작용과 호흡억제 효과를 증강
	Oxycodone		MAO inhibitors와 병용	독성 증가

b. Aminoglycoside와 NSAIDs는 상가작용
c. Lincomycin과 chloramphenicol, erythromycin은 서로 길항작용 유발

④ 음식물과 항생제의 관계

a. 공복에 복용해야 흡수가 잘되는 항생제: Ampicillin, cefaclor, cefadroxil, cephalexin, cephradine, erythromycin, tetracycline, fluoroquinolones
b. 음식물과 함께 복용해야 하는 항생제: Cefuroxime, cefodoxime
c. 흡수율이 음식물에 거의 영향을 받지 않는 항생제: Penicillin V, amoxicillin, clindamycin, minocycline, metronidazole, doxycycline, augmentin, clarithromycin(표 2-3)

표 2-3. 항생제의 약물 상호작용 요약 *(계속)*

약물	상호작용
Quinolone	• 구역질, 복부 불쾌감, 식욕부진 등의 소화기증상이 흔히 나타나는데, 이 때문에 마그네슘이나 알루미늄 등이 포함된 제산제를 병용하면 이와 상호작용을 일으켜 항균제의 혈중 농도가 낮아짐으로써 적절한 항균효과를 얻지 못할 수 있다. • Fenbufen, indomethacin, naproxen, flubiprofen, ketoprofen, sulindac 등의 소염진통제를 병용하면 경련이나 발작이 유발될 수 있다 • 신장이식 환자에게 사용되는 면역억제제 cyclosporin과 병용할 경우 신장독성이 증가된다.
Erythromycin, Acetylspiramycin	• 항히스타민제인 terfenadine이나 astemizole 또는 cisapride(위장관 운동 조절제) 등과 병용하면 심실부정맥이나 심정지 등의 치명적인 심혈관계 부작용이 나타날 수 있으므로 병용금기이다. • 천식환자에게 빈번히 사용되는 기관지 확장제인 theophyllin의 혈중 농도를 상승시켜 오심, 구토 등의 부작용을 일으키는 경우가 있으므로 병용 시에는 theophyllin의 혈중 농도를 모니터링해야 된다. 그러나 같은 macrolide계 항생제라도 josamycin이나 midecamycin은 theophyllin과 상호작용을 일으키지 않는다. • Erythromycin은 H2 차단제(cimetidine)에 의해 약효 상승

표 2-3. 항생제의 약물 상호작용 요약 *(계속)*

약물	상호작용
Aminoglyocosie계 항생제, Lincomycin	• 근육 이완제(trancopal)나 전신마취제인 halothane, cyclopropane 등과 병용 시 신경근 차단효과가 증가되어 호흡곤란 또는 무호흡증세를 나타낼 수 있으므로 전신마취 시 호흡억제에 유의해야 된다. 국소마취 시에도 상호작용이 나타날 수 있으므로 주의를 요한다. • Ethacrynic acid와 병용 시 ototoxicity 증가
Sulfonamide	Aspirin, indomethacin과 같은 소염진통제 또는 phenylbutazone과 같은 해열진통제와 병용 투여 시 sulfonamide의 약리적 활성이 증가되어 항균효력이 높아진다.
β-lactam 제제 (penicillin, ampicillin, amoxicillin), cephalosporin	• β-lactamase 억제제인 clavulanic acid, sulbactam 등과 병용하여 사용하면 항균 범위가 더욱 넓고 항균력이 증가된다. • Quinolone계 항생제인 ciprofloxacin이나 면역억제제인 methotrexate(MTX: 종양이나 류마티스관절염, 건선 치료제로 널리 사용됨)의 배설을 억제하고 혈중 농도를 높게 하며 quinolone계 약물의 항균효과를 증가시킨다. • Aminoglycoside계 항생물질인 gentamicin, streptomycin, kanamycin, polymyxin 또는 tobramycin과 병용 투여하면 상승작용을 나타내어 치료효과가 크게 높아진다. 반면 neomycin은 penicillin의 약효를 저하시킨다. 신장독성의 가능성도 증가하기 때문에 유의하여 사용해야 한다. • 정균제(tetracycline, erythromycin, clindamycin, lincomycin, chloramphenicol)는 경구 penicillin(penicillin G, penicillin V, amoxicillin)의 항균효과를 감소시킨다. • 비스테로이드성 소염진통제, H2 차단제(위산분비억제제: cimetidine)와 probenecid는 penicillin의 신장배출을 억제함으로써 혈청 반감기를 증가시킨다. 즉 약물의 작용시간이 증가된다. • Cephalosporin계 항생물질은 prothrombin time을 연장하여 출혈을 증가시키므로 항응고제(coumadin계 또는 warfarin)를 투여받고 있는 환자에게 주의를 요한다. • Cephalosporin계 항생물질, 특히 cephalexin과 단백분해 효소인 trypsin, kimotrypsin(소염 효소제로 사용됨)과 병용 시 cephalexin의 흡수를 촉진하여 약효를 증가시킨다. • Imipenem과 cephalosporin을 병용했을 경우 길항 작용을 나타낸다. • Cephaloridine을 ethacrynic acid 또는 furosemide와 병용 시 신장독성 증가

표 2-3. 항생제의 약물 상호작용 요약

약물	상호작용
Tetracycline(TC)	• 유제품, Ca^{2+}, Mg^{2+}, 알루미늄 복합체 및 중탄산나트륨(sodium bicarbonate) 등은 킬레이트화(chelation)나 위장 내 pH 변화를 유발하여 tetracycline 흡수를 감소시킨다. 따라서 제산제나 우유와 함께 복용해선 안 된다. • Barbiturate, carbamazepine, hydantoin은 간대사 효소를 증가시켜 TC의 활성을 감소시킨다. • Coumadin과 같은 항응고제와 동시에 사용하는 경우 coumarin의 효과가 크게 증가해 출혈 성향이 증가된다.
Metronidazole	• 항응고제(와파린)의 약효를 상승시켜 위험을 초래할 수 있다. • 위산분비 억제제인 cemetidine은 metronidazole의 농도를 높이므로 병용금기이다.

4. 주의해야 할 약물 부작용(Side effect)(표 2-4)

1) 항생제의 공통된 부작용

① 과민증(발진, 가려움증, 두드러기 등), 안면부종, 광과민증, Stevens-Johnson syndrome

② 소화기 장애: 구역질, 구토, 설사, 복부 불쾌감

③ 위막성 대장염

④ 균교대증

⑤ 비타민 결핍증

⑥ 혈액질환: 과립구 감소증, 혈소판 감소증, 빈혈

⑦ 중추신경장애: 두통, 어지럼증, 불면, 악몽

⑧ 경구용 피임제의 약효 감소

⑨ 주사제로 사용할 경우 쇼크 위험성 증가

⑩ 설염, 구내염

2) NSAIDs의 공통된 부작용

① 과민증: 발진, 두드러기, 가려움증, Stevens-Johnson syndrome
② 소화기 장애: 위궤양, 위천공, 복부 불쾌감, 오심, 구토, 식욕부진
③ 혈액장애: 용혈성 빈혈, 혈소판감소성 자반증, 과립구감소증, 골수형성장애

표 2-4. **주의해야 할 약물 부작용** *(계속)*

약물	부작용
Penicillin, Ampicillin, Amoxicillin	• Anaphylactic shock • *Clostridium difficile*과 관련된 설사, 장염, 위막성 대장염을 유발하는 경우가 있다.
Tetracycline(TC)	• 뼈나 치아에 친화력이 커서 발육기에 치아형성부전이나 착색을 유발하기 때문에 8세 미만에서는 사용하지 않는 것이 원칙이다. • 대부분의 TC는 담즙과 신장에서 사구체 여과를 통해 분비되며 신기능 장애가 있으면 체내 축적이 일어나 혈중 농도가 높아지고 간염, 간괴사가 발생하거나 사망에 이를 수 있다. • 위 불쾌감 • 태아의 간독성 • 광독성(photosensitivity) • 귀 전정기관 손상 • 중복감염 위험성 증가 • 유효기간이 지난 tetracycline 복용 시 치명적인 신장장애(특히 doxycycline) 또는 다발성 기형을 수반하는 체질성 범골수증(Fanconi-like syndrome)을 유발한다.
Quinolone	• 실험 결과 어린 동물에서 연골 손상이 생길 수 있으므로 소아에서는 아직 권장되지 않는다. • 위장관계: 오심, 구토, 설사 • Theophylline의 대사를 억제하고 카페인과 동시 복용 시 독성을 나타낸다. • Warfarin과 다른 항응고제의 효과를 증폭시킨다. • Fluoroquinolones 등이 광과민성을 유발할 수 있다. • 어깨, 손, 아킬레스건 파열을 유발할 수 있다. 환자가 인대나 건에 통증이나 염증을 호소하는 경우에는 즉시 사용을 중지해야 한다. • NSAIDs와 병용 시 발작, 경련이 일어날 수 있다.

표 2-4. 주의해야 할 약물 부작용 *(계속)*

약물	부작용
Cephalosporin	• 과민 반응으로 나타나는 피부 홍반 • 혈액학적 이상으로 인해 출혈 경향 증가 • 간혹 간 기능 장애, 설사(3세대 cephalosporin 등이 *Clostridium difficile*과 관련된 설사, 장염, 위막성 대장염을 유발하는 경우가 있다.) • 드물지만 간질성 신염도 발생할 수 있다 • 페니실린 과민 반응이 있던 환자의 5~15%는 세팔로스포린에도 과민반응이 있다. • 저프로트로빈 혈증, 혈소판 응집능 저하, disulfiram 유사 반응(탈모, 위장 장애) • 특히 영양 상태가 불량하거나 중증질환 환자, 고령의 환자 등에서는 혈중의 비타민 K가 부족할 수 있어서 이러한 항생제에 의한 저프로트롬빈 혈증이 잘 일어난다. • Myoclonic seizures
Clindamycin Lincomycin	• 가장 문제가 되는 부작용은 위막성 대장염(pseudomembraneous colitis)이다. 투여 환자의 0.1~10%에서 발생한다고 한다. • 위장 장애, 복통, 식욕부진 • 피부 발진, 두드러기, 부종 • 이명, 현기증 • 간독성(GOT/GPT의 상승) • 혈액부작용: 백혈구 감소증, 혈소판 감소증, 재생불량성 빈혈
Macrolide(Erythromycin, Spiramycin, Josamycin, Midecamycin)	• 청력장애 • 간기능장애 • 소화기장애 • 과민증 • 두통, 어지럼증
Metronidazole	• 위장관련: 오심, 구토, 위 불쾌감, 복부 경련 • 간기능 장애 • 조혈기능에 악영향 • 소변이 검붉은 색으로 변한다. • 자주 불쾌한 금속성 맛을 느끼게 된다. • 구강 캔디다증 • 신경 독성 • 간질성 발작

표 2-4. 주의해야 할 약물 부작용 *(계속)*

약물	부작용
Aminoglyoside	• 가장 큰 부작용은 중추신경 장애이다. 즉 제8뇌신경장애를 일으켜 난청(deafness: tobramycin의 경우 발생률이 높다)과 전정기능장애로 인한 어지럼증(vertigo: gentamicin의 경우 발생률이 높다)이 나타날 수 있다. • 신장독성: 특히 neomycin의 신장독성이 심하기 때문에 피부 도포 이외에는 사용하지 않는 것이 좋다. • 호흡 마비(respiratory paralysis) • Tobramycin의 귀, 신장 독성이 매우 높은 것으로 알려져 있으며 상대적으로 netilmicin은 비교적 낮은 것으로 보고되었다.
Vancomycin	• 신경독성(제8뇌신경) • 혈전정맥염(thrombophlebitis) • 어지럼증(vertigo)
Chloramphenicol	• 혈액장애, 골수기능 억제: 악성빈혈(aplastic anemia), 가역성 빈혈(reversible anemia), 백혈구감소증(leukopenia) • 구역, 구토 • 두통, 우울, 착란 • 설사, 장염 • 시신경염, 말초신경염
Sulfonamide	• 에스테르계열의 국소마취제와 서로 중화작용을 일으키면서 마취효과를 감소시킬 수 있다. 또한 항생제 효과도 감소된다. • 용혈성 빈혈(hemolytic anemia)
Carbenicillin, ticar-cillin	혈소판 응집 방해
NSAIDs	• 대부분의 NSAIDs은 위장장애가 심하다. 그러나 COX-2 inhibitor 계열의 약물은 소화기관에 대한 부작용을 줄일 수 있기 때문에 장기 투여하거나 소화기질환이 있는 환자들에게 처방할 수 있다. • 신장독성 • 출혈 성향 증가 • 알러지: NSAIDs 복용 환자의 0.2~0.5% 정도에서 비염과 천식 같은 알러지 반응이 나타날 수 있다.
Acetaminophen	• 장기 또는 과량 투여 시 간괴사, 신독성, 심근괴사 유발 • Nitroglycerin을 투여하고 있는 협심증 환자에서 치명적 결과 초래

표 2-4. 주의해야 할 약물 부작용

약물	부작용
복합진통제(tramadol + acetaminophen: Ultracet)	오심, 구토, 어지럼증, 변비
항불안제(Sedatives, anti-anxiety drug)	졸림, 권태감, 기억상실, 장기간 투여 시 내성 및 습관성 발생
항우울제(anti-depressants)	• 졸음, 전신권태감, 현기증, 구강건조증, 변비, 녹내장 악화 • 녹내장, 전립선비대증, 심전도 이상이 있는 환자에서 사용 금기

④ 중추신경계: 졸음, 어지럼증, 두통

⑤ 호흡기 장애: 천식

⑥ 감각기 장애: 시야 혼탁, 시각의 가역적 상실, 이명

⑦ 간장, 신장기능 장애

⑧ 쇼크

5. 기타 약물

1) 스테로이드(표 2-5)

2) 항불안제(표 2-6)

3) 편두통약, 항전간제(표 2-7)

4) 마취제(표 2-8)

5) 기타(표 2-9)

표 2-5. 스테로이드 *(계속)*

약품명	부작용	금기	주의를 요하는 환자 및 상호작용
Prednisolone	Common: 체액저류, 혈압 상승, 여드름, 성장지연, 혈당 상승, 두통, 녹내장, 백내장, 안압 상승, 환각, 정신장애 등 Serious: 울혈성 심부전, 카포시 육종, 당뇨, 쿠싱증후군, 장천공, 췌장염, 근질환, 폐결핵, 발작 등	• 유효한 항균제가 없는 감염증, 전신 진균감염증 • 단순포진, 대상포진, 수두, 생백신 투여 환자 • 관절강 내, 점액낭 내, 건초 내 또는 건주위에 감염증이 있는 환자 • 관절강 내가 불안정한 환자	• 녹내장, 결핵성 질환, 단순포진성 각막염, 후낭하 백내장 환자 • 전해질 이상, 고혈압, 혈전증 환자 • 최근 장문합술을 받은 환자, 급성 심근경색을 일으킨 적이 있는 환자 • 소화성 궤양 환자, 정신병 환자, 중증 골다공증 환자 • 감염증, 당뇨병, 골다공증, 신부전, 울혈성 심부전 환자 • 갑상선기능저하증, 간경변, 지방간, 지방색전증, 중증 근무력증 환자 • 고령자, 간질환자 등 • 아스피린, 관절염약을 함께 복용 시 소화기 자극효과 증가하여 궤양 발생 가능
Dexametha-sone	감염증, 내분비이상, 소화성궤양 등의 소화기 질환, 정신부조화, 우울, 두통, 골조송증, 근육통, 관절통, 반월형얼굴, 쇄골위의 지방띠, 부종, 고혈압, 안압항진, 녹내장, 백혈구증다증, 혈전증, 여드름, 다모, 탈모, 색소침착, 피하출혈, 발열, 피로감, 체중 증가	• 생백신 투여 환자 • 단순포진, 대상포진, 수두 환자 • 유효한 항균제가 없는 감염증, 전신 진균 감염증 환자	• 알코올이나 소염진통제 등에 의한 궤양 • 당뇨병 환자 혈당 상승 • Aldesleukin의 항암효과 감소 • Bupropion의 seizure threshold 감소 • Quetiapine의 혈당 내 함량 감소

표 2-5. 스테로이드

약품명	부작용	금기	주의를 요하는 환자 및 상호작용
Triamcinolone	(Oint., 오라메디의 경우) 구강감염증, 장기간 사용할 경우 뇌하수체나 부신피질계 기능 억제, 구강 내 마비감, 미각이상	• 신생아, 미숙아 • 유효한 항균제가 없는 감염증, 전신 진균 감염증, 단순포진, 대상포진, 수두 환자 • 관절강 내, 점액낭 내, 건초 내 또는 건주위에 감염증, 관절강 내가 불안정한 환자 • 자연발생적 혈소판감소증, 자반병 (Oint., 오라메디의 경우) • 구강에 결핵성, 바이러스성, 화농성 감염증 환자 • 매독, 수두, 진균증, 세균성 피부감염, 입주위 피부염, 비타민 C 부족에 의한 치은염 환자	• Aldesleukin 항암효과 감소 • Quetiapine의 혈당 내 함량 감소

표 2-6. 항불안제 *(계속)*

약품명	부작용	금기	주의를 요하는 환자 및 상호작용
Alprazolam	수기, 비틀거림, 시야몽롱, 근육조정이상, 위장관증후, 자율신경증후, 흥분, 격월, 집중력 산만, 착란, 환각	급성협우각 녹내장 환자, 케토코나졸, 이트라코나졸을 투여받고 있는 환자, 중증근무력증 환자, 중증 호흡부전 환자, 중증 간부전 환자, 수면무호흡증 환자, 알콜 또는 약물의존성 환자, 임신 후기중인 환자, 유당불내증	• 기계조작 피해야 함, 금단증상이 있으므로 투약중단 시 점진적 감량 • 신중 투여: 심장애, 간장애, 신장애 환자, 뇌에 기질적 장애가 있는 환자, 고령자 쇠약환자, 중등도의 호흡부전 환자, 황색5호(선셋옐로우 FCF, Sunset Yellow FCF)에 과민 환자 • 병용금기: Itraconazole, Ketoconazole • Barbiturate, opioid analgesics 과 복용 시 추가적인 호흡억제 가능성 • Azole antifungals 과사용 시 benzodiazepine의 혈장 농도 및 독성을 증가시킬 수 있다.
Clonazepam	의존성, 금단증상, 기침, 졸음, 휘청거림, 어지러움, 두경감, 운동실조, 신경과민, 무기력, 정동불안정, 근긴장저하, 두통, 불면, 주의력 저하, 몽롱함, 천명, 타액 증가, 식욕 부진, 구역, 구토, 간기능수치 상승, 탈력감, 권태감	• 생백신 투여 환자 • 단순포진, 대상포진, 수두 환자 • 유효한 항균제가 없는 감염증, 전신진균 감염증 환자	소량으로 시작하여 서서히 증량, 기계조작 작업 시 주의를 요한다. • Barbiturate, opioid analgesics 과 복용 시 추가적인 호흡억제 가능성 • Azole antifungals 과사용 시 benzodiazepine의 혈장 농도 및 독성을 증가시킬 수 있다.

표 2-6. 항불안제

약품명	부작용	금기	주의를 요하는 환자 및 상호작용
Etizolam	졸음, 현기증, 신체 협조의 장애, 근육 이완, 배뇨장애, 심계항진, 기립성저혈압, 구갈, 오심, 구토	• 유당불내증 • 급성 폐쇄각 녹내장 환자 • 중증의 근무력증, 간장애 환자 • 중증의 호흡부전 환자, 수면무호흡증후군 환자 • 알코올 또는 약물 의존성 환자	• 졸음, 주의력·집중력·반사운동 능력 등의 저하 • 다른 진정제, 안정제, 수면제 등 과복용 금지 • 중단 시 서서히 감량
Diazepam	Commom: 저혈압, 진정, 기면, 운동실조, 호흡 억제, 피로	• 유당불내증 • 6개월 이하 영아 • 급성 협우각형 녹내장, 중증 근무력증, 중증 호흡부전, 수면 무호흡증후군, 알코올 또는 약물의존성, 중증 간부전 환자	• Barbiturate, opioid analgesics, chloral hydrates, centrally acting muscle relaxants와 복용 시 추가적인 호흡 억제 가능성 • Azole antifungals 과사용 시 benzodiazepine의 혈장 농도 및 독성을 증가시킬 수 있다.

표 2-7. 편두통약, 항전간제 *(계속)*

약품명	부작용	금기	주의를 요하는 환자 및 상호작용
Sumatriptan	• 감각기: 통증, 타진통감, 열감, 냉감, 중압감 • 정신신경: 소리공포증, 눈부심, 착란, 우울, 집중력 저하, 후각장애 • 소화기: 구역, 구토, 설사, 위장장애 • 심혈관계: 일시적 혈압 상승과 홍조, 실신, 혈압 하강, 부정맥, ECG 변화 • 혈액: 빈혈 • 호흡기: 호흡곤란, 천식, 바이러스 감염, 딸국질 • 귀, 코, 인두: 부비동염, 이명, 알레르기비염, 상기도감염, 귀·코·인두의 출혈 • 내분비: 갈증, 갑상선자극호르몬(TSH) 수치 증가, 젖분비과다, 고혈당, 저혈당 • 눈: 공막 장애, 동공확대, 시력상실, 시력저하, 시각장애, 안구부종 • 근골격계: 근육통, 근골격통증, 근육경련, 테타니, 근위축증 • 피부: 발한, 홍반, 가려움, 발진, 피부누름통증, 두드러기	• 허혈성심질환(협심증, 심근경색, 심근허혈 등), 심판막질환, 부정맥(특히 빈맥)의 증상, • 징후 또는 그 병력 환자 • 잠재적인 심혈관질환 환자(예: 죽상경화성질환, 선천심장병 환자) • 프린츠메탈 협심증/관상혈관경련 환자 • 조절되지 않는 고혈압/중등도 또는 중증 고혈압 환자 • 에르고타민 및 그 유도체 함유제제 (methysergide 포함) 또는 다른 트립탄/5-HT_1 • 수용체 효능제와 이 약을 병용 • MAO 억제제, 선택성 5-HT 재흡수 억제제, 클로미프라민 또는 리튬을 투여받고 있는 환자 • 편마비, 경련, 눈근육 경련 및 마비, 시각 장애를 동반한 편두통 환자 및 뇌저성 편두통 환자 • 설폰아미드에 과민반응 환자 • 중증 간장애	• 관상동맥질환의 위험인자가 있는 환자 • 조절되는 고혈압 환자 • 간질모양 발작의 병력이 있는 환자 또는 간질모양 발작을 유발할 위험인자가 있는 환자 • 간장애 환자 • 신장애 환자 • 뇌혈관장애의 가능성이 있는 환자 • 고령자 • MAO 억제제와 상호작용이 나타날 수 있으므로 병용투여해서는 안 된다. • 선택적 세로토닌 재흡수 억제제(SSRI계 약물)와 병용투여 시 세로토닌 증후군(정신상태 변환, 자율신경 불안증, 신경근육이상 포함) 가능성

표 2-7. 편두통약, 항전간제 *(계속)*

약품명	부작용	금기	주의를 요하는 환자 및 상호작용
Sumatriptan	• 뇨생식기계: 월경통, 배뇨 증가, 월경 사이출혈, 유산, 혈뇨, 빈뇨 • 기타: 과민반응, 발열, 체액 저류, 부종, 혈종, 림프절병, 언어장애	• 중증 신장애 • 뇌혈관성 우발증상(CVA), 일시적인 허혈성 발작(TIA)의 증상, 징후 또는 병력 환자 • 말초혈관 질환(허혈성장질환, 레이노증후군 등)이 있는 환자 • 18세 미만 소아 및 청소년 • 임부 또는 임신하고 있을 가능성이 있는 여성, 수유부	
Naratriptan	Common: 피로, 권태, 현기, 졸음, 통증, 저림, 열감 Serious: 허혈성 대장염, 협심증, 심부정맥(rare), 심근경색	• 허혈성 심질환 환자 • 심근경색증 기왕력자 • Prinzmetal 협심증/관상혈관경련 환자 • 말초혈관질환 또는 허혈성 심질환과 일치하는 증상/증후를 보이는 환자 • 뇌혈관성 우발증후(CVA) 또는 일시적인 허혈성발작(TIA) 기왕력자 • 조절되지 않는 고혈압 • 중증 신장애(CLcr <15mL/min) 또는 간장애(Child–Pugh grade C) • 다른 5–HT1 효능제와 병용 • 편마비성, 뇌기저성 또는 근마비성 편두통 환자	• 설폰아미드 성분 함유: 설폰아미드 과민증의 병력 환자는 주의 필요 • Serotonin agonist, ergot derivatives와 복용 시 혈관수축 반응 연장 가능성

표 2-7. 편두통약, 항전간제 *(계속)*

약품명	부작용	금기	주의를 요하는 환자 및 상호작용
Depakote (간질, 편두통 예방)	Common: 간질환, 의식혼미, 진전, 운동실조, 두통, 착란, 경련, 체중증가, 복통, 월경불순, 속발성 무월경, 근무력증, 청각손실 Serious: 자살 충동 및 자살행동 위험 증가, 치명적 간부전, 췌장염, 혈소판 감소증, 요소 주기 이상으로 인한 치명적 고암모니아혈증, 범혈구감소증, 재생불량성 빈혈, 무과립구증, 급성 간헐적 포르피린증, 고암모니아혈증, 급성 췌장염	• 유당 함유: 갈락토오스 불내성, Lapp 유당분해효소 결핍증 또는 포도당-갈락토오스 흡수장애 등 • 유전적인 문제 있는 환자 • 중증 간장애 환자 • 간염 또는 간염 병력 또는 가족력 환자 • 포르피린증 환자	• 2세 이하 소아에 투여 시 치명적 태아 간독성 위험이 현저히 증가 * 신중 투여 • 췌장장애 또는 선천성 효소결핍 • 골수손상의 병력 • 간장애 또는 그 병력 환자 • 신부전 • 혈액응고장애 • 고암모니아혈증 • Valproic acid 혈중 농도 110㎍/mL(여성), 135㎍/mL(남성) 이상에서 혈소판감소증 가능성 현저히 증가 • 카바페넴계(meropenem, imipenem/cilastatin, ertapenem)를 투여받는 환자: 혈중 약물농도 저하로 발작 가능성 증가
Gabapentin (간질, neuropathic pain)	Common: 말초부종, 오심, 바이러스병, 운동실조, 어지럼증, 안구진탕, 불면증, 피로, 발열, 적대적 행동 등 Serious: Stevens-Johnson syndrome, 혼수, 발작, 자살 충동 등	• 유당 불내증 • 급성췌장염, 전신 소발작(absence seizure) 환자	1일 3회 투여 시 투여간격이 12시간 이상되지 않도록 주의(약물복용 중단 시 발작과 지속적인 전간상태로 빠짐), 기계조작 주의

표 2-7. 편두통약, 항전간제

약품명	부작용	금기	주의를 요하는 환자 및 상호작용
Topiramate (간질, 편두통)	운동실조, 집중력장애, 혼돈, 현기증, 피로, 착감각증, 혼몽, 사고이상, 격앙, 감정불안, 우울증, 건망증, 식욕결핍, 실어증, 복시, 오심, 안구진탕증, 언어장애, 이상시각, 체중감소	유당불내증	• 신중투여: 신장애, 간장애 • 신결석증의 소인이 있는 환자 • 투약 중단 시는 발작빈도 증가 가능성을 최소화하기 위해 점진적으로 실시
Carbamaze-pine (간질, 삼차신경통)	현기증, 피부알레르기, 백혈구 감소, 혈소판 감소, 호산구증가, ALP, ASP 상승, 핍뇨, 빈뇨, 어지러움, 운동실조, 구내염, 구역, 구토	중증의 혈액장애 환자, 심부전증이나 심근경색이 있는 환자, 현저한 서맥 환자(50회/분 미만), 골수 억제 및 간성 포르피린증, 고령 환자 MAO 억제제와의 병용투여를 권장하지 않는다.	• 경구용 피임약을 복용하는 환자 또는 가임기 여성 • 신장애 병력 환자 • 배뇨곤란 또는 녹내장 등의 안압이 높은 환자(항콜린 작용이 있기 때문) • 심부전, 심근경색 등의 심질환 병력 환자

표 2-8. **마취제** *(계속)*

약품명	부작용	금기	주의를 요하는 환자 및 상호작용
Lidocaine/epinephrine	혈압강하, 안면창백, 맥박이상, 호흡억제, 진전, 경련, 졸림, 불안, 흥분, 시야흐림, 현기, 구역, 구토, 과민증		• 고혈압, 동맥경화, 심부전, 갑상선기능항진 당뇨 환자에서 에피네프린과 같은 혈관수축제가 혈당을 상승시킨다. • 할로겐함유 흡입마취제 사용할 경우, 삼환계항우울제나 MAO 억제제 투여중인 경우 우울증, 턱관절장애 치료 시 사용되는 amitriptyline과 같은 삼환 항우울제(tricyclic antidepressant), pargyline, tranylcypromine, isocarboxazid 등이 포함되는 MAO 길항제는 혈관수축제의 작용을 증강시킴으로써 예측할 수 없는 혈압 상승이 발생할 수 있다. Guanethidine, reserpine와 같은 항암치료를 받는 환자들은 norephinephrine 분비가 억제되고, 신경계의 catecholamine이 고갈되어 있으므로 국소마취제에 포함된 혈관수축제에 예민하게 반응하여 일시적인 혈압 상승이 발생할 수 있다.

표 2-8. **마취제** *(계속)*

약품명	부작용	금기	주의를 요하는 환자 및 상호작용
Lidocaine/epineph-rine	혈압강하, 안면창백, 맥박이상, 호흡억제, 진전, 경련, 졸림, 불안, 흥분, 시야흐림, 현기, 구역, 구토, 과민증		설파제(sulfonamice)계열의 항생제는 에스테르계열의 국소마취제와 서로 중화작용을 일으키면서 마취효과를 감소시킬 수 있다. 또한 항생제 효과도 감소된다.
Mepivacaine	혈압 저하, 맥박이상, 호흡 억제, 진전, 경련, 졸음, 불안, 흥분, 어지러움, 구역, 구토, 과민증(두드러기, 부종 등)	• 4세 미만 어린이 • 심각한 간부전 • 포르피린증	신중투여: 고혈압, 당뇨병, MAO 억제제로 치료받고 있는 환자
Bupivacaine	쇽, 진전, 경련, 졸음, 불안, 흥분, 어지러움, 구역, 구토, 두통, 알러지 반응, 호흡저하	아미드계 국소마취제에 과민증 환자, 심한 출혈, 쇽 상태의 환자, 주사 부위 또는 그 주위에 염증 환자, 패혈증이 있는 환자	중추신경계 질환 환자, 임산부, 고령자, 혈액질환 또는 항응고제 투여 환자, 중증의 고혈압 환자, 중증의 현저한 변형이 있는 환자
Ketamine HCL	서맥, 부정맥, 혈압하강 또는 급격한 상승, 과량투여(또는 정주속도 빠른 경우) 시 호흡억제, 경련, 불수의운동, 근긴장고진	뇌혈관장애, 고혈압, 경련발작 병력자	급/만성 알코올중독, beta 차단제 사용 환자, 외래 환자

표 2-8. 마취제

약품명	부작용	금기	주의를 요하는 환자 및 상호작용
Propofol	Common: 저혈압, 서맥, 두통, 어지러움, 연축, 구역, 구토, 복부경련, 기침, 무호흡, 동통, 냉감, 무감각 등 Serious: 무호흡, 급성 경련, 지연형 경련, 근간대성운동, 횡문근융해증, 폐부종 등	• 콩, 땅콩에 과민증이 있는 환자 • 마취를 목적으로 3세 미만의 소아에게 투여하지 말 것 • 진정 목적으로 소아에게 투여하지 말 것	• 간질, 발작의 병력이 있는 환자 • 고령자, 허약자, 심장, 호흡기계, 신장, 간장 손상, 혈액량 감소증, 지방대사 이상, 두개내압이 높고 동맥압이 낮은 환자 • Hypericum과 병용 시 심혈관 허탈 및 마취 연장 위험성 증가
전신마취제			Halothane, enflurane 등의 할로겐화 전신마취제는 혈관수축제와 작용하여 심부정맥을 야기할 수 있다. 따라서 전신마취 유동 후 심혈관계가 안정될 때까지 약 20분 정도 지난 후에 국소마취를 시행하는 것이 안전하다. 국소마취는 서서히 하고, 혈관내에 직접 투여되지 않도록 한다. 안전 용량을 지키고 시간을 두고 여러 번에 걸쳐서 수술 진행에 따른 필요한 부위에 순차적으로 국소마취를 시행하는 것이 안전하다.

표 2-9. 기타

약품명	부작용	금기	주의를 요하는 환자 및 상호작용
Pilocarpine (구강건조증, 쇼그렌 증후군 치료)	두통, 시각장애, 유루, 발한, 호흡장애, 위장관 경련, 구역, 구토, 설사, 방실폐색, 빈맥, 서맥, 저혈압, 고혈압, 정신착란, 부정맥, 진전	천식, 급성 홍채염이나 협우각 녹내장 환자	심혈관질환, 만성기관지염, 만성폐색성질환
항히스타민 (antihista-mine)	현기증, 과다 진정, 실신, 저혈압 과량 복용 시 동공확대, 안면홍조, 흥분, 환각, 경직성 발작, 대뇌부종, 혼수, 심혈관계 허탈, 사망	미숙아, 신생아	Phenothiazine 유도체를 투여받은 유아, 소아 환자에서 호흡억제, 수면 시 무호흡, 급사 발생 가능성
Chlorhexidine gluconate Solution	치아, 구강점막 착색, 치은연상 치석 증가, 미각변화, 소아에서 구강점막 표피탈락 과민반응: 발진, 두드러기 드물게 쇼크 발생 이하선염		
Povidone io-dine	과민증상, 구강점막 자극, 궤양, 오심, 구토와 같은 소화기 장애 은을 함유한 치과재료의 변색		Iodide로 인해 혈중 갑상선 호르몬 수치에 영향을 미칠 수 있다. 따라서 갑상선기능이상 환자에게는 사용하지 말 것

6. 심혈관계 약물의 상호작용(표 2-10)

표 2-10. 심혈관계 약물의 상호작용

약물	생명 위협	위험
강심제(Digoxin)	Quinidine, amiodarone	Macrolide, tetracycline계 항생제 NSAIDs은 digoxin의 혈중 농도를 상승시켜 독작용 유발
혈압강하제(ACE inhibitor): quinapril, Ramipril, captopril, enazepril	이뇨제(potassium-sparing)	NSAIDs
혈압강하제(beta-blocker): timolol, propranolol, atenolol, pindolol	Clonidine, epinephrine	Ampicillin, NSAIDs, barbiturates
혈압강하제(calcium channel blockers): nifedipine, verapamil	Quinidine	항경련제(carbamazepine)
항응고제(warfarin)	항생제(metronidazole), NSAIDs, barbiturates, cimetidine	Steroids, 항생제(macrolide, tetracycline: 특히 minocycline, doxycycline), 항진균제(fluconazole 등), quinidine

7. 위산분비 억제제: Cimetidine

① Lidocaine, procaine, metronidazole, erythromycin의 대사를 지연시켜 혈중 농도를 높이고 독성을 증가시킨다.

② Warfarin, caffeine, benzodiazepine, carbamazepine, sulfonylurea, beta-blocker 등의 혈중 농도를 증가시킨다.

③ Digoxin, indomethacin, ketoconazole, tetracycline 등의 약효를 감소시킨다.

3 전신질환을 보유한 환자에서 약물 투여 시 주의사항(표 3-1)

약물 관련

Q. 고혈압 약을 복용 중인 환자의 경우 진통제 사용에 어떤 주의를 해야 하나요?

A. 이뇨제(Thiazides, Hydrochlorothiazide, Loop diuretics, furosemide), 혈관 확장제(Hydralazine), ACE 억제제(Captopril, Enalapril, Lisinopril, Quinapril, Fosinopril)의 경우 NSAID 계열의 진통제가 항고혈압 효과를 줄이게 되어 혈압의 급격한 상승을 초래할 수 있어서 NSAID의 사용은 5일로 제한해야 합니다.

그러나 Calcium channel blockers(Diltiazem, Verapamil, Amlodipine, Felodipine, Isradipine, Nicardipine, Nifedipine, Sinoldipine), 아드레날린 수용체 길항제(Dobutamine), Cardiac glycosides(Digoxin)은 NSAID 사용에 제한이 없습니다.

Q. 고혈압 환자에게서 Gingival cord 사용은 안전한가요?

A. Gingival cord는 보통 astringent나 hemostatic용액을 묻혀서 사용하는데, 여기에는 aluminum chloride, aluminum sulfate, aluminum potassium sulfate, racemic epinephrine and ferric sulfate가 포함되어 있습니다. 보통 15.5~20% ferric sulfate가 사용되고, 5~10% aluminum chloride가 안전하고 효과적이라고 합니다. 또한 gingival cord에는 epinephrine이 섞여 있는데 이 중 92% 정도가 흡수되고(Malamed, 1993. Pallasch, 1998), 흡수되는 양은 거의 평소 국소마취에 사용하는 약의 4.9 ample과 비슷합니다. 따라서 고혈압 환자에게는 조금 더 주의 깊은 사용이 필요할 것으로 보입니다.

표 3-1. 전신질환을 보유한 환자에서 약물 투여 시 주의사항 *(계속)*

전신 질환	비교적 안전한 약물	사용 주의 약물	사용 금지 약물
뇌혈관 질환		Celecoxib, Macrolide, Metronidazole, Quinolone → 복용 중인 항혈전제(Warfarin 등)의 효과 증가 가능성	
고혈압		NSAIDs(특히 aspirin, naproxen, Ibuprofen 계열) 투여 주의 → 항고혈압제들 중 diuretics, ACE Inhibitor들과 상호 작용하여 혈압조절에 영향을 미칠 수 있다.	
협심증 심근경색	진통제는 morphine과 같은 마약성 진통제, diazepam		Buscopan, Atropine, Glycopyrrolate → 심혈관계 부작용을 악화시킬 수 있다. Acetaminophen은 nitroglycerin과 병용할 경우 치명적 결과를 초래할 수 있으므로 사용하지 말 것
부정맥	치과치료 전 환자 안정을 위해 diazepam 투여가 도움을 줄 수 있다.	Epinephrine이 포함된 lidocaine 2 amp 이내 사용	
만성 심부전증		Epinephrine이 포함된 lidocaine 2 amp 이내 사용	Digoxin 복용환자는 erythromycin 병용 금지

표 3-1. 전신질환을 보유한 환자에서 약물 투여 시 주의사항 *(계속)*

전신 질환	비교적 안전한 약물	사용 주의 약물	사용 금지 약물
당뇨	Acetaminophen	NSAIDs, 특히 Oxicam 계열의 진통제 처방을 피할 것. 혈당강하제와 상호작용하여 저혈당 유발	Steroid Phenylbutazone Tricyclic antidepressants
류마티스관절염		Erythromycin, Doxycycline	
Steroid 장기복용환자	치료 전후 적정량의 Steroid 투약		Ketoconazole → 반동작용(rebound effect) 초래
기관지 천식 만성폐쇄성 폐질환 (COPD)	Acetaminophen Propoxyphene	Erythromycin, Acetylspiramycin은 천식환자에게 빈번히 사용되는 기관지 확장제인 theophyllin의 혈중농도를 상승시켜 오심, 구토 등의 부작용을 일으키는 경우가 있으므로 주의해야 한다.	NSAIDs, Barbiturate, Narcotics(Morphine, Oxycodone, Fentanyl, Pethidine, Tramadol, Codeine)
만성 신부전증(CRF)	Azithromycin Clindamycin Doxycycline Erythromycin Penicillin chloramphenicol 3세대 cepha계 항생제 중 cefoperazone과 ceftriaxone은 주로 담도계로 배설되므로 신장기능장애 시 용량 조절이 필요하지 않은 장점이 있다. Acetaminophen	Tetracycline, Amoxicillin, Cephalosporins, Acetaminophen in high doses, Acyclovir, Amphotericin B	Antacid(Amphojel), Demerol(Pethidine) NSAIDs: 신장혈관 확장물질인 prostaglandin 생성을 차단하여 신장기능 저하와 고혈압을 악화시킨다. Aminoglycoside, vancomycin

표 3-1. 전신질환을 보유한 환자에서 약물 투여 시 주의사항 *(계속)*

전신 질환	비교적 안전한 약물	사용 주의 약물	사용 금지 약물
간장질환 (Liver disease)	Clarithromycin Clindamycin Penicillin	Lidocaine, Acetaminophen in high dose, Ampicillin, Tetracycline, aspirin, Codeine, Demerol(Pethidine), Ibuprofen(Carol, Ibususpen), Diazepam(Valium), Barbiturate(Thiopental, Phenobarbital)	Metronidazole(Flasinyl, Trizele), Vancomycin
고령 노인 환자	용량 조절(약품 정보 참고)	다수 약물 복용 가능성이 있기 때문에 가능하면 약물처방을 최소화해야 한다.	
12세 이하 소아	용량 조절(약품 정보 참고)		Quinolone(Ciprofloxacin, Levofloxacin, Moxifloxacin) Tetracycline
임산부	Lidocaine, Acetaminophen, Penicillins, Cephalosporins, Clindamycin, Erythromycin, Lincomycin NSAIDs 중 naproxen, ibuprofen이 비교적 안전	Epinephrine Chlorhexidine Metronidazole, ticarcillin, aspirin은 태아의 기형 가능성 있다. Ibuprofen은 분만지연을 유발하기 때문에 임신말기 사용 금기	Clarithromycin, Ciprofloxacin, Tetracycline, Aminoglycosides, Mepivacaine, Bupivacaine, Benzodiazepines, Triazolam Corticosteroid

표 3-1. 전신질환을 보유한 환자에서 약물 투여 시 주의사항

전신 질환	비교적 안전한 약물	사용 주의 약물	사용 금지 약물
수유 중인 환자	Acetaminophen, NSAIDS, Penicillins, Cephalosporins, Erythromycin, Clindamycin Carbamazepine Cimetidine Warfarin Caffeine	Quniolone, Metronadazole	
소화기 궤양	Acetaminophen		Aspirin, NSAIDs
약물투여 후 알러지	Antihistamine (Chlorpheniramine)		
갑상선기능저하			Narcotics, Sedative(Midazolam,Valium)
갑상선기능항진증			Epinephrine과 같은 혈압상승제 사용 금기
항응고제 복용 환자	Acetaminophen	대부분의 NSAIDs는 출혈성향을 증가시키기 때문에 각별한 주의를 요한다. Cephalosporin, tetracycline, metronidazole 계 항생물질은 항응고제(coumarin 계 또는 warfarin)를 투여 받고 있는 환자에서 출혈 성향이 증가될 수 있으므로 주의를 요한다.	

Q. 협심증 환자에게서 epinephrine 사용은 안전한가요?

A. 심근경색 등의 병력 없이 안정적인 협심증 환자라면 1:100,000 epinephrine이 섞인 마취제 2ample 정도는 사용해도 빈맥이 발생하지 않습니다. 그러나 불안정한 협심증 환자나 안정적인 협심증 증상이더라도 심근경색이 발병한 후 6개월 이내이거나 관상동맥 수술을 받고 3개월 이내인 환자들에게서는 반드시 epinephrine 사용을 피하고 담당 내과 주치의와 상의해서 치료를 진행할 것을 추천합니다(Lifshey, 2004). 치과 진료실 내에서 협심증이 발병했다면 최대한 빨리 보관상태가 좋은 nitroglycerin을 복용시켜야 합니다.

Q. 울혈성 심부전 환자에게서 lidocaine은 안전한가요?

A. 안전하지 않습니다. lidocaine은 lidocaine 알러지, 심부전, 심장 쇽, Stokes-Adams 신드롬, Wolff-parkinson-White 신드롬에 금기입니다.

Q. Aspirin을 복용하는 환자가 치과적 수술을 받기 위해서는 약을 끊어야 할까요?

A. 아니요. 우선 항응고제를 먹고 있는 사람에게 구강 내 출혈은 그 위험도가 낮은 합병증이라고 볼 수 있습니다. 출혈은 발생할 수 있으나, 약을 대체하거나 중단하였을 시 발생하는 다른 합병증에 비해 위험성이 낮고, 또한 국소적인 방법으로 보통 지혈이 가능합니다(Napenas et al, 2009. Brennan et al, 2008. Madan et al, 2005. Ardekian et al, 2000). 그러나 1개 이상의 항응고제를 복용 중인 경우나 INR이 4.0을 넘는 경우 진료실 내에서 해결이 되지 않는 출혈이 발생 할 수 있으므로, 내과 또는 심장 전문의에게 자문을 반드시 구해야 합니다.

Q. 임신 중인 환자에게 epinephrine 사용은 안전한가요?

A. 네. 우선 epinephrine은 우리 신체 내에서 생성되는 원천적인 호르몬입니다. 또한 1:100,000 epinephrine은 13~21주 산모에게서는 특별한 부작용의 위험성을 증가시키지 않는 안전한 약(category B)입니다. 그러나 정맥 내 주사는 피해야 합니다.

Q. 정신건강의학과 약을 복용 중인 경우 epinephrine양에 주의해야 하나요?

A. 삼환성 항우울제는 noradrenergic 재분비 펌프를 억제하는 기전으로 작용하여 시냅스에서 noreprinephrine의 농도를 증가시키는 역할을 합니다. Epinephrine도 이와 같이 영향을 받게 되어 삼환성 항우울제를 복용하는 경우 eprinephrine을 주사한다면 시냅스에

서 epinephrine이 축적되면서 norepinephrine이 대체되어 고혈압성 위기(hypertensive crisis)가 올 수 있습니다. 따라서 1:100,000 국소마취제의 경우 2 ample로 eprinephrine의 용량을 제한해야 합니다(Yagiela, 1999. Perusse et al, 1992).

또한 정신건강의학적 약제들 중 Bipolar disorder drug (Lithium, Carbamazepine, Valproic acid 등)과 ADHD 약제 역시 삼환성 항우울제와 같은 정도로 주의를 해야 합니다. 특히 Parkinson 약의 경우 epinephrine양을 주의해야할 뿐 아니라, 도파민 길항제(Bromociptine, Pramipexole, Ropinirole, COMT inhibitor, Entacapone, Tolcapone 등)들과 같이 clarithromycin, tetracycline, doxycycline 등의 항생제를 처방하는 것은 피해야 합니다.

Q. **간이식을 받은 환자에게서 국소마취제를 사용해도 되나요?**

A. 대부분의 치과 국소마취제는 amide로 간에서 대사됩니다. 따라서 내과 전문의에게 간 효소에 관한 자문을 구해보는 것이 좋습니다. 그러나 어떤 국소마취제라도 한 번 진료 시 최대 2 ample까지는 사용될 수 있습니다. 간에 문제가 있는 경우 진통제로는 acetaminophen이 하루에 2g 이내로는 안전하고 효과적으로 사용 될 수 있습니다(Hughes et al, 2011).

Q. **약과 궁합이 맞지 않은 음식들이 있나요?**

A. 약을 복용할 때 조심해야 할 대표적인 약물들은 다음과 같습니다. 약물 복용은 무조건 물과 함께 하는 것을 원칙으로 해야 합니다.

① Ciprofloxacin과 같은 Quinolone계 항생제, ranitidine, famotidine과 같은 위궤양 치료제

커피나 콜라와 함께 복용하면 신경과민증과 불쾌감이 심해질 수 있기 때문에 함께 복용하지 말아야 한다.

② 포도주스

a. Nifedipine과 같은 칼슘길항제 복용 후 5시간 또는 복용 전 2시간 내에 마시지 말 것. 사망할 수도 있다.

b. Cyclosporin과 같은 면역억제제와 함께 포도주스를 마실 경우 혼돈과 떨림 증상이 발생할 수 있다.

c. 비타민 K가 많이 함유된 식품(브로클리, 시금치)을 Warfarin과 함께 섭취하면 약물의

효과가 현저히 감소된다.

Q. 임산부에서 투여할 수 있는 안전한 약물이 있나요?

A. 대부분의 약물은 태반을 통과하므로, 어떤 약물이든 지 투여 전에는 다음과 같은 주의사항이 요구됩니다.

① 태아의 성장에 100% 안전한 약물은 없습니다.

② 임산부에게 약물을 투여할 때는 치료상의 유익성이 위험성을 상회한다고 판단되는 경우에만 처방하며, 모든 약물은 가능하면 임신 1기를 피해서 투약합니다.

③ 약물이 태아에 미치는 영향과 모체에 미치는 효과는 다를 수 있습니다. 예를 들어 임산부에게 수면제 및 항구토제로 사용되는 thalidomide는 태아에게 사지기형을 유발할 수 있습니다.

④ 일부 약물의 경우 태아에서 지연 반응을 나타낼 수 있습니다.

⑤ 임산부의 약물대사는 정상인에 비해 훨씬 느립니다.

⑥ Chloramphenicol과 같이 약물의 효과가 모체에 비해 태아에서 훨씬 더 오래 지속되는 약물도 있습니다.

Q. 모유 수유 중인 환자들이 약물을 복용할 수 있나요?

A. 모유를 통해 약물이 배설될 수 있기 때문에 신생아에게 영향을 미칠 수 있습니다. 따라서 모유로 배설이 거의 되지 않는 약물들은 안전하게 복용할 수 있습니다. 수유 중에 필히 약물을 복용해야 하는 경우에는 모유를 먹인 직후에 약물을 복용하는 것이 좋습니다. 또한 서방형 제제의 약물을 피하고 약물 복용 후에 신생아에게 나타나는 증상들을 자세히 살펴야 합니다.

Q. 약품명에 SR, CR이라는 용어가 붙는 경우가 있는데 무슨 의미인지요?

A. 서방성 제제(지속성 제제)를 의미합니다. 서방성 제제란 약효가 장시간 지속되도록 약물의 방출을 일정하게 제어한 제제입니다. 따라서 자주 투여해야 하는 불편함을 줄여 하루 3번 투여하던 약품도 하루 1~2회 투여로 동일한 효과를 보일 수 있습니다.

① SR(sustained release, slow release): 치료에 필요한 약물량을 보통 제제보다 장시간에 걸쳐서 방출한다.

② CR(controlled release): 혈중 농도가 신속히 상승하고 치료효과를 나타내는 농도에

도달한 후에는 혈중으로부터 소실되는 약물양을 일정한 속도로 방출하여 균일한 혈중 농도를 장시간 유지하도록 설계한 제제이다.

예: Tetretol CR Tab 200mg, Naxen-F CR 1g, Oxycontin CR, Isoptin SR, Adalat oros SR

Q. 다양한 benzodiazepine 제제들이 있는데 유사한 진정 효과를 보이는 용량을 쉽게 알 수 있는지요?

A. 표 3-2를 참조하면 도움이 됩니다. 가령 diazepam 5mg과 alptrzolam 0.5mg, flurazepam 15mg이 유사한 효과를 보인다고 판단하면 됩니다.

표 3-2. Benzodiazepine

Benzodiazepine	Comparative dose(mg)	Time to peak plasma level(hour)	Half-life(hour)
Alprazolam	0.5	1~2	9~20
Chlordiazepoxide	25	1~4	24~100
Clonazepam	0.25	1~4	19~60
Diazepam	5	1~2	30~200
Flurazepam	15	0.5~1	40~250
Oxazepam	15	2~3	3~25
Triazolam	0.25	1~2	1.5~5

참고문헌

대한치과의사협회. 치과의사를 위한 의약품 편람. 도서출판신세림 2000.

Ardekian L, Gaspar R, Peled M, Brener B, Laufer D. Does low-dose aspirin therapy complicate oral surgical procedures? J Am Dent Assoc 2000;131:331-5.

Brennan MT, Valerin MA, Noll JL, Napeñas JJ, Kent ML, Fox PC, Sasser HC, Lockhart PB. Aspirin use and post-operative bleeding from dental extractions. J Dent Res 2008;87:740-4.

Hughes GJ, Patel PN, Saxena N. Effect of acetaminophen on international normalized ratio in patients receiving warfarin therapy. Pharmacotherapy 2011;31:591-7.

Lifshey FM. Evaluation of and treatment considerations for the dental patient with cardiac disease. N Y State Dent J 2004;70:16-9.

Malamed SF. Physical evaluation and the prevention of medical emergencies: vital signs. Anesth Pain Control Dent 1993;2:107-13.

Napeñas JJ, Hong CH, Brennan MT, Furney SL, Fox PC, Lockhart PB. The frequency of bleeding complications after invasive dental treatment in patients receiving single and dual antiplatelet therapy. J Am Dent Assoc 2009;140:690-5.

Pallasch TJ. Vasoconstrictors and the heart. J Calif Dent Assoc 1998;26:668-73, 676.

Pérusse R, Goulet JP, Turcotte JY. Contraindications to vasoconstrictors in dentistry: Part II. Hyperthyroidism, diabetes, sulfite sensitivity, cortico-dependent asthma, and pheochromocytoma. Oral Surg Oral Med Oral Pathol 1992;74:687-91.

Taylor J, Pemberton MN. Antibiotics and oral contraceptives: New considerations for dental practice. Br Dent J 2012;212:481-3.

Yagiela JA. Adverse drug interactions in dental practice: interactions associated with vasoconstrictors. Part V of a series. J Am Dent Assoc 1999;130:701-9.

4 치과 응급처치 지침서

본 지침서는 분당 서울대학교병원 응급의료센터에 내원한 치과 관련 응급환자의 일차 처치 방법을 위주로 요약한 것이며 전공에 상관없이 모든 치과의사들이 일차 응급처치를 수행하는 데 도움이 될 것으로 판단된다. 응급처치는 빠른 시간 내에 가장 중요한 문제점을 우선 해결하는 것이다. 의과 응급처치의 원칙은 생명을 위협하는 요인들을 신속히 해결한 후 나머지 문제들은 각 전문과의 세밀한 진단 후 차분하게 치료해 나가는 것이다. 치과 응급처치는 생명을 위협하는 요인들이 거의 없기 때문에 환자가 호소하는 가장 큰 문제점을 우선적으로 해결하는 데 중점을 두어야 할 것이다. 다른 문제점들은 추후 방사선 검사, 임상검사 및 전문 진료과의 협진 등을 통해 차분하게 해결하면 될 것이다.

1. 외상(Trauma)

1) 열창(Laceration)

(1) 봉합 시행 여부의 판단 조건

단순한 점막 열창은 봉합이 불필요하다. 무리하게 봉합을 시도하는 것이 조직 손상을 오히려 가중시킬 수 있다.

① 창상이 벌어졌는지 여부

② 창상의 길이

③ 창상의 깊이

④ 움직이는 부위인지 여부

⑤ 주요 해부학적인 구조물과의 관계

(2) 소아환자의 열창

① 열창이 심하지 않다면 가급적 봉합하지 않는다. 행동 조절이 매우 어렵기 때문에 무리하게 봉합술을 시도할 경우 더 큰 문제가 발생할 수 있다. 소아의 경구개(hard palate)나 연구개(soft palate) 열창은 압박 지혈을 수행한 후 봉합할 필요가 없다. 또한 1cm 미만의 상순 소대와 구강저 열창(upper labial frenum)은 자연 치유가 잘 이루어지기 때문에 봉합이 불필요하다.

② 출혈이 심하거나 창상의 크기가 큰 경우에는 봉합한다.

(3) 봉합

① 구강 내와 구강 외 소독을 시행한다.

② 외상 부위에 이물질 존재 여부를 확인한다. 이물이 발견되면 조심스럽게 제거한다. 출혈로 인해 모래, 머리카락 등과 같은 이물이 잘 보이지 않으므로 신중하게 관찰하면서 생리 식염수로 충분히 세척한다.

③ 필요하다면 방사선사진을 촬영한다.

④ 구강 내와 구강 외의 창상이 모두 존재한다면 구강 내 창상을 먼저 봉합한 후 구강 외 봉합을 시행한다.

⑤ 창상의 길이가 긴 경우 반흔의 최소화와 dog ear의 방지를 위해 정확한 층과 위치를 잡을 수 있는 위치를 먼저 봉합하여 고정한 후 봉합을 시행한다. 봉합 방법은 큰 차이가 없으나 반드시 층별(layer suture)로 봉합해야 한다.

⑥ 구강 외 봉합 부위에는 항생제 연고를 도포한 후 Vaseline gauze를 덮고 상방에 Dry gauze를 피개한 후 테이프로 접착시킨다.

⑦ 술후 감염 및 반흔 가능성, 향후 처치 등에 대해 설명한다.

⑧ 항생제와 소염진통제를 5~7일 처방한다.

(4) 부위별 처치

① 혀(Tongue)

a. 거즈로 잡고 열창 부위를 세심하게 확인한다.

b. 혀 움직임으로 인해 매듭이 잘 풀리므로 vicryl 4-0 이상의 두께의 실을 이용하고 결찰 시 풀리지 않도록 꼼꼼히 확인해야 한다.

c. 반드시 하방의 근육, 점막하 조직 및 혀점막 순으로 층별 봉합을 시행한다(그림 4-1, 4-2).

d. 드물기는 하나 설하동맥(sublingual artery)이 절단되어 심한 출혈이 발생하면 혈관을 찾아서 결찰해야 한다.

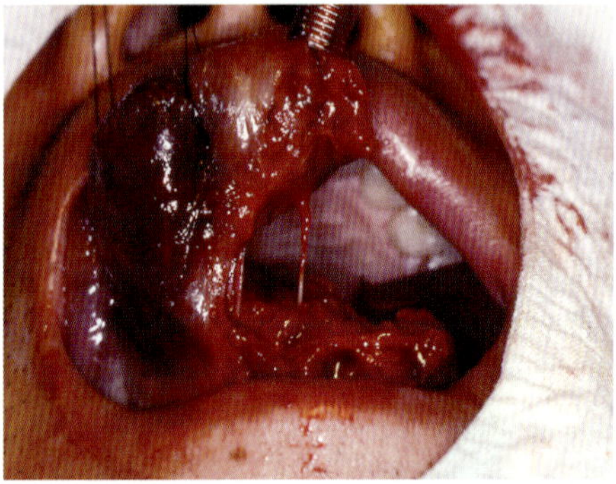

그림 4-1. 우측 혀가 깊게 절단된 모습.

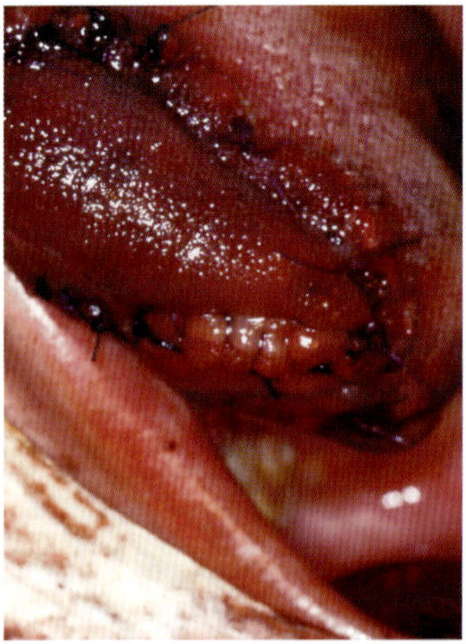

그림 4-2. 창상을 세척하고 지혈처치한 후 내부의 근육과 점막하 조직을 봉합한다. 이후 혀 점막을 견고하게 봉합한다.

② 턱과 입술(Chin & Lip)

a. 천공(perforation) 여부를 먼저 확인한다. 필요하면 국소마취를 하고 기구를 삽입하여 확인한다(그림 4-3).

b. 천공의 경우 하악골 골절 가능성이 있으므로 정밀 방사선 촬영을 시행하여 확인한다.

c. 봉합 시 vermilion border를 먼저 맞춘다

d. 각 층별(점막, 골막, 근육, 피부)로 봉합을 시행하며 조직이 약간 솟아오르도록 봉합한다(그림 4-4).

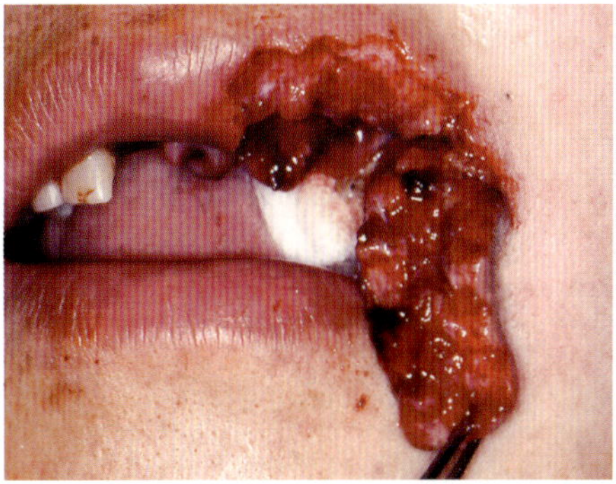

그림 4-3. 좌측 상순과 하순의 열창. 봉합 전에 창상을 세척하여 이물을 제거하고 하방 골절 유무를 파악해야 한다.

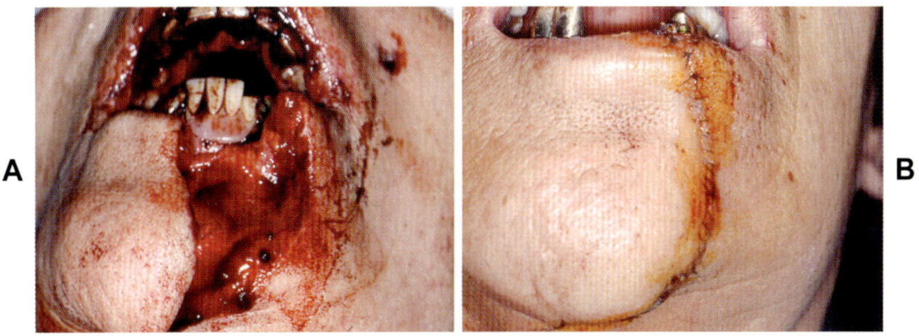

그림 4-4. 입술과 턱 열창. A, 하악골 골절이 동반되었을 가능성이 매우 높다. B, 층별로 봉합한 모습.

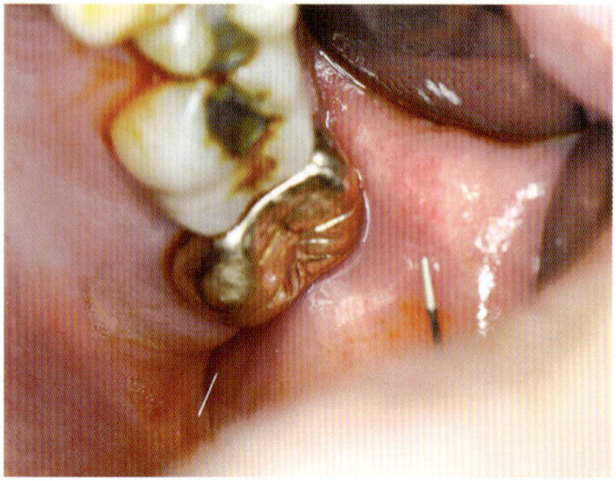

그림 4-5. Stensen's duct는 상악 제1, 2대구치의 협측 점막에 위치하며 절개 및 봉합 시 손상되지 않도록 주의해야 한다.

③ 전정(Vestibule)

a. 너무 잡아 당기면서 봉합하면 전정의 깊이가 얕아지면서 하순 움직임이 제한받을 수 있다.
b. 절개선에서 봉합사의 위치는 2~3mm 간격을 지키고 필요한 경우 점막하 봉합을 시행한다.

④ 협점막(Buccal mucosa, cheek mucosa)

이하선의 도관인 Stensen's duct의 개구부가 협점막(상악 제1, 2대구치 협측)에 위치하므로 봉합 시 위치를 확인하여 손상받지 않도록 주의한다(그림 4-5).

⑤ 구강저(Floor of mouth)

a. 혈액 공급이 매우 풍부한 부위이기 때문에 치유가 잘된다. 따라서 무리하게 봉합하지 않고 관찰하는 것도 좋은 방법이다.
b. 악하선과 설하선 도관의 개구부가 위치하기 때문에 부정확한 봉합 시 혈종이나 장액종의 축적 등 부작용이 생길 수 있다.
c. 설하부와 구강저의 심부 열창이 발생할 경우 출혈이 매우 심할 수 있다. 반드시 국소지혈제를 사용하여 완벽한 지혈처치가 이루어져야 한다. 동맥이나 정맥이 절

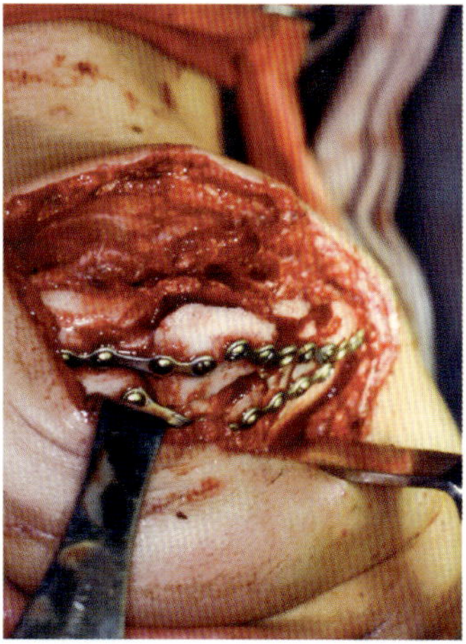

그림 4-6. 하악골 개방형 분쇄골절. 열창 부위를 통해 접근한 후 분쇄골절편을 금소판으로 고정하였다.

단된 경우에는 반드시 혈관을 찾아서 결찰해 주어야 한다.

⑥ 개방형 골절(Open compound fracture)과 연관된 열창

열창 부위를 통해 골절 수술을 시도할 수 있으므로 구강악안면외과 전문의에게 신속히 의뢰한다. 타병원으로 전원할 경우에는 창상의 겉 부분만 일차 봉합한 후 의뢰한다(그림 4-6).

2) 치아 외상(Tooth injury)

외상 발생 시간과 장소 치아의 보관 상태 등에 대해 자세히 파악한 후 의무기록지에 기록한다. 치근단 방사선사진 뿐만 아니라 파노라마 방사선사진을 촬영하여 악골 골절 여부를 파악하도록 한다. 미성숙 영구치와 근첨부 완성 치아를 구분하여 기록해 둔다. 추후 환자의 나이를 고려하여 치료 계획을 수립할 필요가 있기 때문이다. 또한 치아외상과 동반된 치은 및 주변 연조직 외상의 처치를 간과하지 않도록 주의한다. 외상 치아들은 추후 치수 괴사, 치근단 병변 등이 발생할 가능성이 많기 때문에 환자 본인 및 보호

A 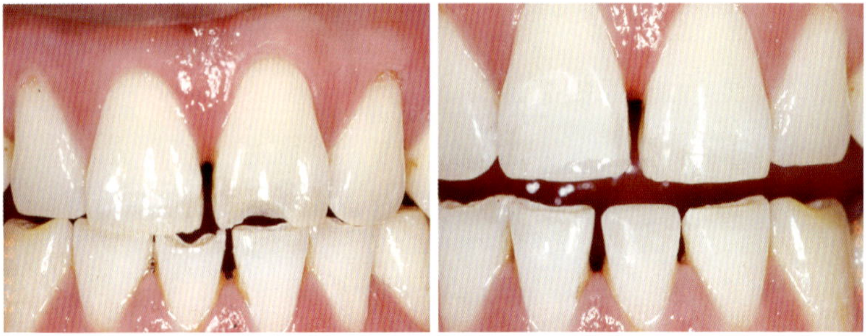 B

그림 4-7. 상악 좌측 중절치 법랑질 파절 증례. A, 법랑질이 파절되었으나 치아의 위치 변화 및 치수 노출은 없는 상태였다. B, 광중합레진으로 수복한 모습.

자에게 근관치료 또는 발치 가능성에 대해 충분히 설명하고 의무기록지에 설명했다는 근거를 남겨 두어야 한다.

(1) 단순치관파절(Uncomplicated crown fracture): 치수 노출이 없는 경우

치아 위치의 변화가 없는지(함입, 정출, 측방 탈구 등) 파악한 후 파절편을 접착하거나 광중합 복합레진으로 수복한다. 향후 정기적으로 치수 생활력에 대해 평가한다(그림 4-7).

(2) 복잡치관파절(Complicated crown fracture): 치수가 노출된 경우(그림 4-8)

① 미완성 치근의 경우 치근 형성(Apexogenesis 또는 Apexification)을 유도한다.
② 완성 치근의 경우 근관 치료를 시행한다.
③ 경과 관찰 후 보철 수복 치료한다.

(3) 치관-치근 파절(Crown-root fracture)

파절선이 치은 하방부에 위치하기 때문에 수복치료가 매우 어렵다. 외과적 정출술을 시행하여 치은 연하 파절 부위를 노출시키는 치료법을 선택한다. 정출 후 치아가 다시 원 위치로 들어가는 것을 방지하기 위해 협설측의 위치가 바뀌도록 회전시킨 후 고정하는 것이 유용할 수 있다(그림 4-9).

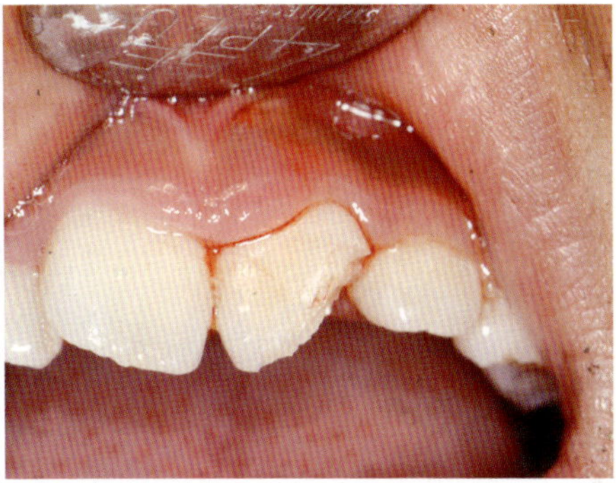

그림 4-8. 상악 좌측 중절치 치수가 노출된 복잡치관 파절 증례.

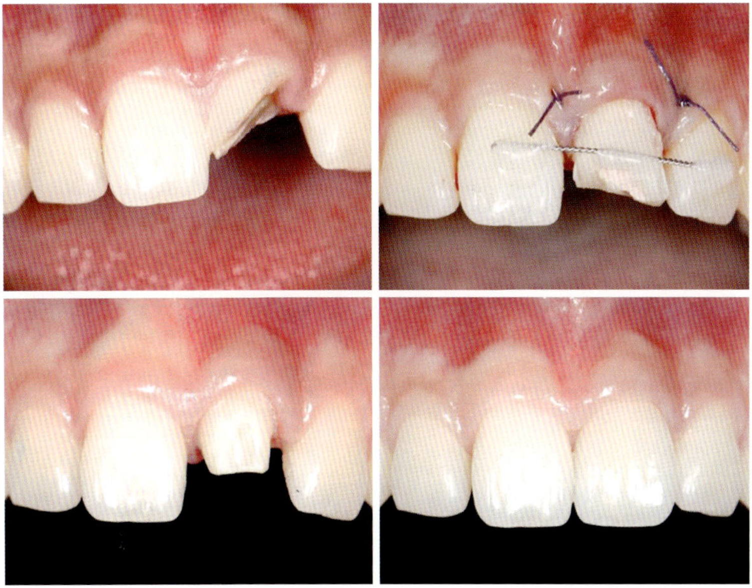

그림 4-9. 치관-치근 파절치를 외과적 정출술을 통해 치료한 증례. **A,** 상악 좌측 중절치에 치관-치근 파절이 발생한 모습. **B,** 외과적 정출술을 시행하여 파절된 치아를 치은 연상으로 올림과 동시에 180° 회전시켜 고정하였다. **C,** 응급처치 2개월 후 보철물 장착을 위해 치아를 삭제한 모습. **D,** 최종 보철물 장착한 모습.

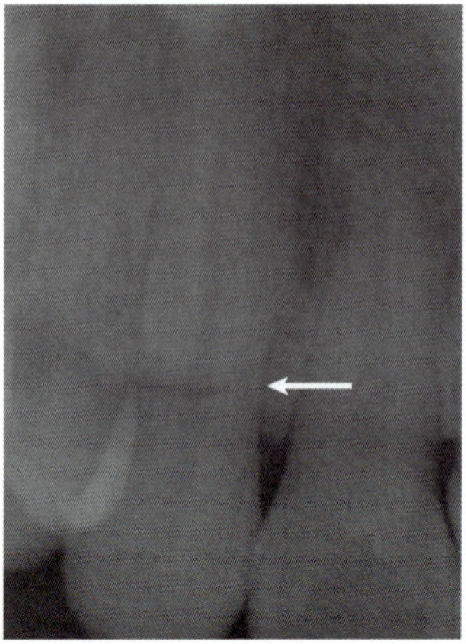

그림 4-10. 치근단 방사선사진에서 치경부 근처의 치근 파절이 관찰된다.

(4) 치근파절(Root fracture)

① 치근단 방사선사진을 이용하여 파절선을 확인한다(그림 4-10).

② 파절편의 전위가 없는 경우

Resin wire splint로 8~10주간 고정한다. 추후 경과를 관찰하면서 파절 부위의 염증 소견이나 상부 치관의 치수 괴사가 있는 경우 근관 치료를 시행한다.

③ 파절편의 전위가 있는 경우

파절선의 위치에 따라 치관부 또는 치근 부위 중 한 부분을 선택하도록 한다. 즉 치관부가 많이 남은 경우는 치관부를 선택하고 치근부가 많이 남은 경우는 치근부를 살려 치료한다(그림 4-11).

(5) 탈구(Luxation)

① 진탕(Concussion)

치아 위치의 변화는 없는 상태로 별다른 처치가 필요 없다.

A

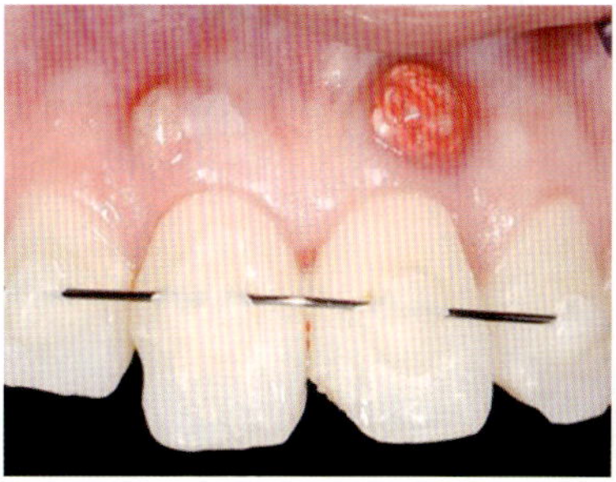

B

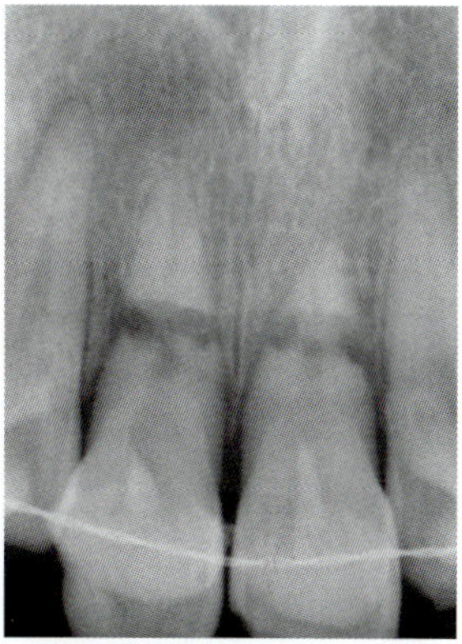

C

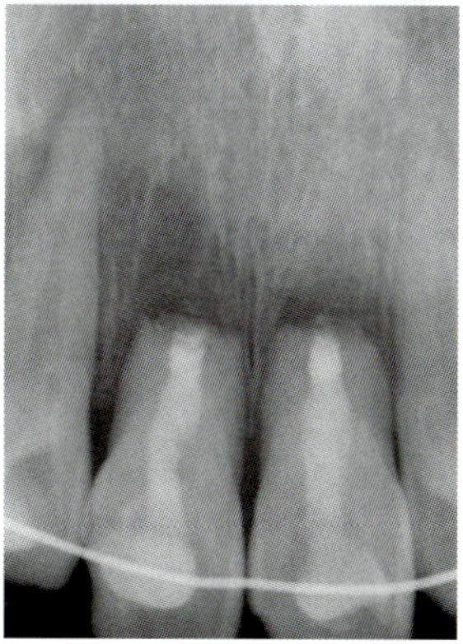

그림 4-11. 전위된 치근파절의 치료. **A,** Resin wire splint로 고정한 후 1개월 경과 사진. 협측에 발생한 누공이 관찰된다. **B,** 상악 좌우 중절치 치근 중앙에 파절이 발생하였다. 파절편이 전위된 상태로 고정된 것을 볼 수 있으며 치수 재생을 기대하기는 어려울 것으로 보인다. **C,** 짧은 치근단 파절편을 제거한 후 근관치료 및 역충전 시행 후 경과를 관찰하고 있다.

② 아탈구(Subluxation)

변위 없이 치아 동요도가 증가한 상태를 의미하며 대부분 고정은 필요하지 않지만 술자의 판단에 따라 이차 충격을 예방할 목적으로 resin wire splint로 2주간 고정할 수도 있다. 환자에게 유동식을 권하고 외상 받은 치아로 음식을 씹거나 충격이 가해지지 않도록 주의시킨다. 주기적인 경과 관찰이 필요하며 치수가 괴사되면 근관치료를 시행한다.

③ 측방탈구(Lateral luxation), 정출(Extrusive luxation, Extrusion)

a. 재위치시킨 후 4주간 고정한다.

b. 정기적으로 검진하여 치수 생활력을 파악한다.

c. 완성 치근의 경우 치수 괴사가 일어날 가능성이 높다.

④ 함입(Intrusive luxation, intrusion)

a. 재위치시킨 후 4주간 고정한다. 성숙된 치아들은 최대한 외과적으로 정출시켜 재위치시킨다. 반면 미완성 치근의 경우 저절로 다시 맹출될 수 있으므로 3~4주 기다려 보고 필요에 따라 교정적 정출술을 시행한다.

b. 치열이 고르지 않은 환자의 경우 파악이 쉽지 않으므로 환자 본인 및 보호자와 함께 확인하도록 한다.

c. 대부분의 경우 치수가 괴사되기 때문에 근관 치료가 필요하다.

⑤ 완전 탈구(Avulsion)

탈구되어 오염된 치아를 세척 후 재식할 경우 파상풍 예방 주사를 적극 고려하는 것이 좋다.

a. 완전 탈구 후 1시간 이내 내원한 경우

ㄱ. 치아를 생리 식염수에 담아 놓고 자세히 관찰한다.

ㄴ. 오염된 치아 표면을 식염수로 적신 거즈로 닦아낸다.

ㄷ. 발치와를 최대한 깨끗이 씻어낸다. 이물질 등이 존재하는지 여부를 주의 깊게 확인해야 하며 발치와 소파술을 최소한으로 시행한다. 심하게 할 경우 정상 골조직에 손상을 유발할 수 있기 때문이다.

ㄹ. 미완성 치근의 경우 치수가 재생될 수 있으므로 그대로 재식한다.

ㅁ. 완성 치근의 경우 치수가 재생될 가능성이 없으므로 구강 외에서 근관치료를 시행하고 MTA로 역충전한 후 재식한다(시간이 부족하다면 재식 후 근관 치료를 시행한다).

ㅂ. 약 2~4주간 고정한다.

b. 완전 탈구 후 1시간 이상 지나서 내원한 경우(그림 4-12)

ㄱ. 치주 인대의 재생을 기대하기 어렵기 때문에 괴사된 치주 인대를 제거하고 (curette을 이용하여) 근관 치료와 치근단 역충전을 시행한 후 재식한다.

A B C D E F

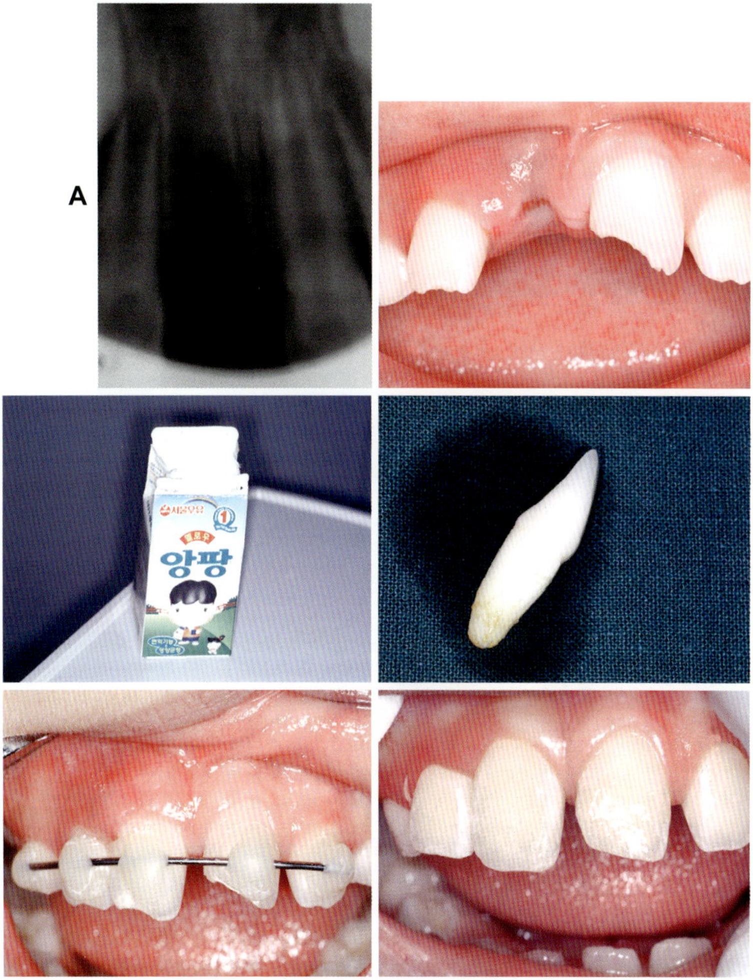

그림 4-12. 8세 남자 환자의 완전탈구된 상악 우측 중절치 정복 증례. A, 초진 시 치근단 방사선 사진. B, 초진 시 구강 사진. #11이 소실된 상태이며 4일 경과하였다. C, 환자가 탈구된 치아를 우유에 담아 보관하다가 가져 왔다. D, 탈구된 치아의 모습. E, 정복 후 resin-wire splint로 고정한 모습. 탈구치아의 치근이 미완성 상태이며 환자의 나이가 어려 재부착을 기대하면서 3주간 고정하였다. F, 고정 5개월 후 구강 사진.

ㄴ. 4주 이상 고정한다.

이 경우는 유착(ankylosis)을 유도하여 가능하면 오래 유지시키는 것이 치료의 목적임을 환자에게 설명해야 한다.

▶▶ 치아 고정술(Splinting) 방법

치아 응급 고정술을 위해 resin-wire splint가 가장 많이 사용된다(그림 4-13). 과거에는 arch bar, resin fiber strip splint 등이 사용되었으나 치태 침착이 가중되고 치주상태가 불량해지기 때문에 최근에는 거의 사용되지 않는다(그림 4-14, 4-15). 치아를 재위치시킨 후 환자나 보호자에게 현 위치에서 고정될 것임을 설명한다. 원래의 위치 확인뿐 아니라 대합치와의 관계도 미리 확인하여 불필요한 교합 조정을 많이 하지 않도록 주의한다. Wire는 0.4mm stainless steel round wire를 사용하며 치아 표면을 etching한 후 flowable resin을 이용하여 고정한다. 외상 받지 않은 인접치아에 먼저 와이어를 고정한 후 외상 받은 치아는 마지막에 고정하면 수월하다. 탈구 치아들의 고정 기간은 2~4주, 치근 파절은 2개월 이상 고정이 추천된다.

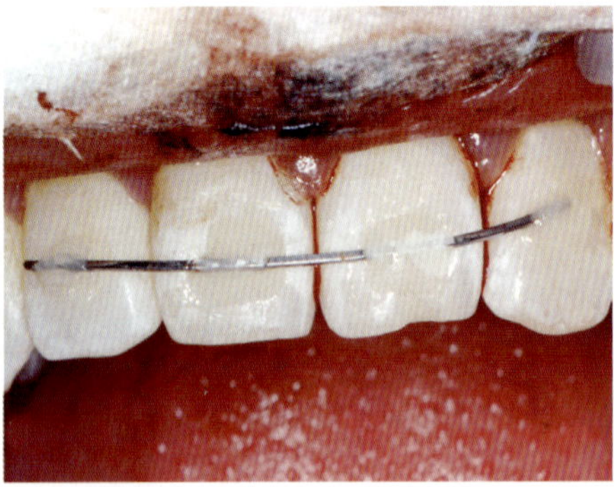

그림 4-13. Resin-wire splint로 탈구치아를 고정한 모습.

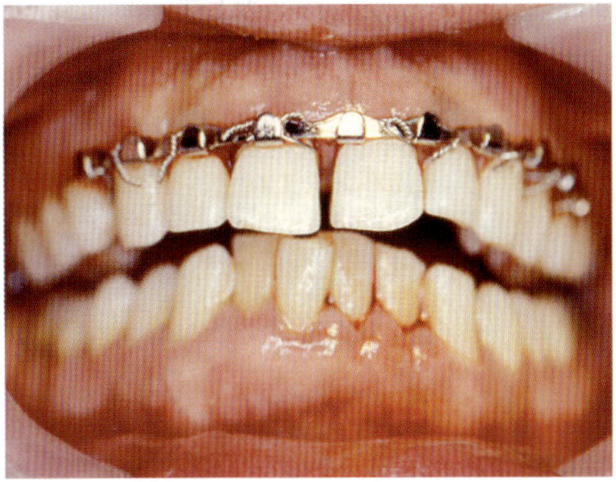

그림 4-14. Arch bar로 고정한 모습.

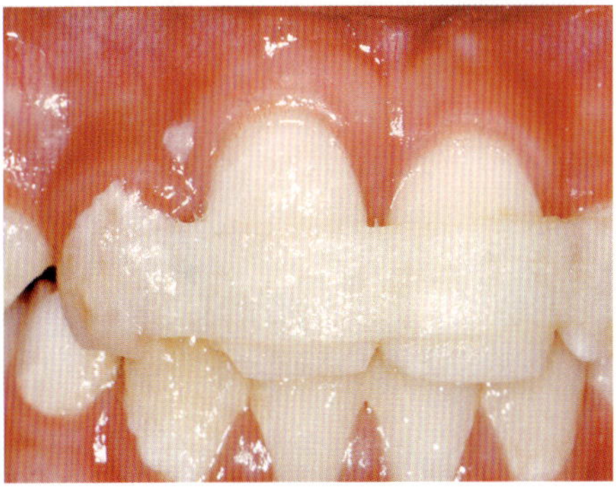

그림 4-15. Fiber strip splint로 고정한 모습.

3) 유치(Primary teeth) 외상

유치 외상의 치료는 영구치의 치료법과 많은 차이가 있다. 보호자들이 자식들의 치아 외상에 대해 관심과 걱정이 매우 많기 때문에 충분히 설명하고 가능하면 치근단 방사선 촬영 및 정확한 의무기록지 작성 등을 통해 근거자료를 확보해 두어야 한다. 또한 응급 처치 후 반드시 치과 외래를 방문하여 정밀검진을 받도록 안내해야 한다.

(1) 치관 파절

① 치수가 노출되지 않은 경우

파절 부위를 부드럽게 연마해 주거나 아무런 처치를 하지 않는다.

② 치수가 노출된 경우

협조가 잘 되면 치수절단술을 시행(formocresol 또는 calcium hydroxide)한다.

(2) 탈구

① 정출

a. 치아가 길어 보이고 보통 설측으로 변위되면서 동요도가 현저히 증가된 양상을 보인다(그림 4-16).

b. 치근단 방사선사진에서 치주인대(periodontal ligament)의 두께가 증가된 소견이 관찰된다.

c. 손상 직후 바로 내원 한 경우에는 정출된 치아를 재위치시키면 단기간 내에 안정화가 가능하다.

d. 손상 후 상당한 기간이 경과했다면 혈병이 이미 자리 잡은 상태이기 때문에 재위치시키는 것이 매우 어렵다. 이 경우에는 기다리면서 관찰하거나 발치를 고려한다.

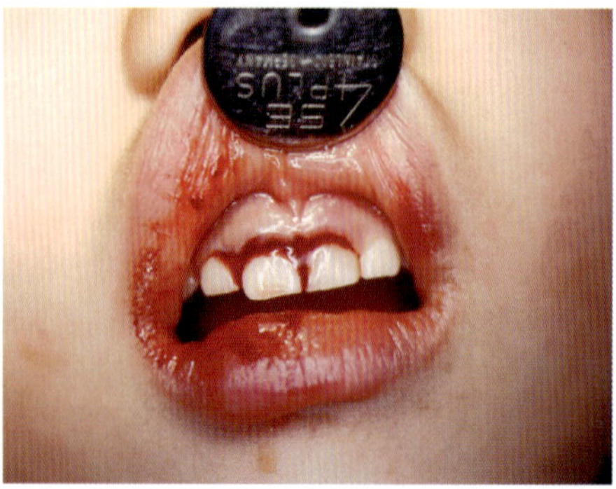

그림 4-16. 상악 유중절치 2개가 정출된 모습. 치은 출혈이 동반되면서 유동성이 심한 상태였다.

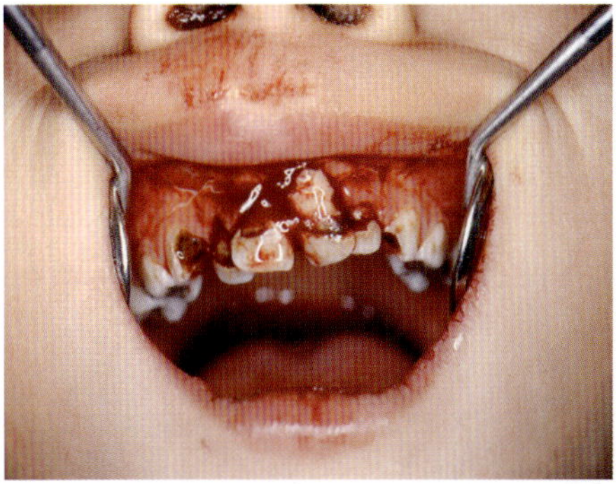

그림 4-17. 상악 양측 유중절치와 측절치가 탈구된 모습.

② 측방탈구

a. 치아가 기울어진 상태를 보이지만 동요도는 별로 없다. 치근이 보통 순측으로 기울어지지만 반대로 기울어질 경우에는 영구치배 손상 위험성이 높기 때문에 재위치시키거나 발치를 고려한다(그림 4-17).

b. 교합간섭이 존재하면 국소마취하에서 재위치시키고 약 2~3주간 고정한다.

c. 교합간섭이 없다면 혀의 생리적 기능으로 인해 3개월내에 저절로 재위치 되는 경우가 많다.

③ 함입

a. 인접치의 절단연과 비교하여 함입 정도를 확인한다. 치조골 속으로 깊게 함입된 경우에는 치아가 완전 탈구된 것으로 혼동할 수 있기 때문에 반드시 탐침과 방사선 촬영이 필요하다(그림 4-18).

b. 발생 중인 영구치에 대한 손상 가능성을 잘 판단하여 관찰 또는 발치를 결정한다. 일반적으로 그냥 놔두는 것이 추천되며 3개월 정도 기다리면 자발적 재맹출 되는 경우가 많다.

c. 단 영구치배 사이로 함입된 경우에는 제거하는 것이 좋다. 발치겸자를 사용하여 치근이 순측으로 향하도록 발치해야 하며 발치기자(elevator)는 절대 사용해서는 안 된다.

④ 완전 탈구

a. 함입, 치아 파절 등과의 감별을 위해 방사선사진 촬영이 필수이다.

b. 재식하지 않는 것이 원칙이다.

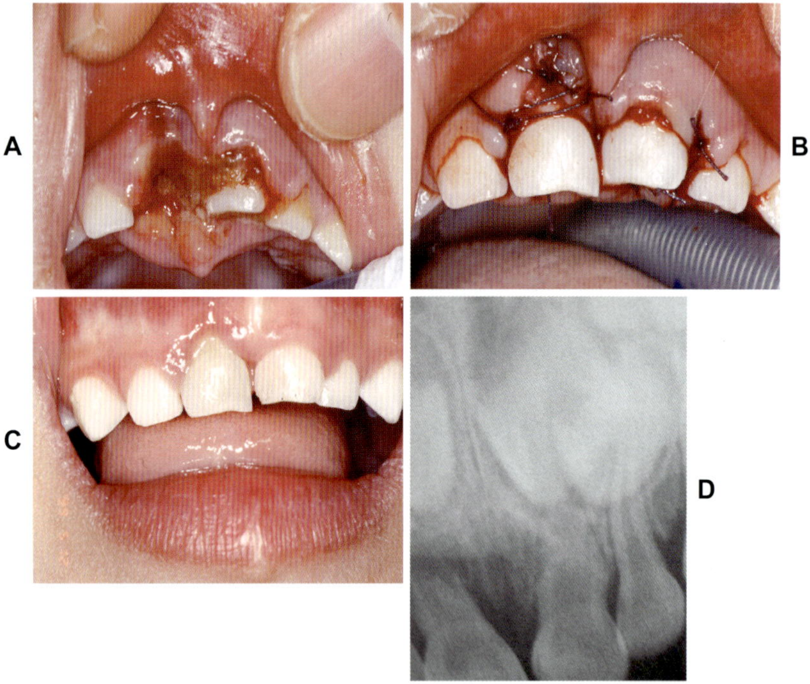

그림 4-18. 2세 남자 환자의 상악 우측 유중절치 함입 증례. **A,** 초진 시 구강 사진. 유중절치가 소실된 것 같이 보이지만 방사선 촬영 결과 내부로 깊이 함입된 것이 확인되었다. **B,** 관찰하는 것이 원칙이지만 환자의 나이가 2세로 매우 어린 상태이며 영구치 맹출 장애를 우려하여 정복술을 시행하였다. Resin-wire splint는 사용하지 않고 봉합만 시행하여 고정하였다. **C,** 외상 4개월 후 구강 사진. **D,** 외상 4개월 후 치근단 방사선사진.

4) 안면골 골절

(1) 임상 평가

① 통증 및 종창: 골절선 주변의 압통
② 저작장애: 동통 또는 골절편 변위에 의한 개구제한
③ 교합 이상: 골편의 변위
④ 출혈: 주변 연조직 손상에 따른 출혈, 골내 출혈, 귀 출혈, 비출혈
⑤ 신경이상: 신경손상 또는 압박에 의한 감각이상
⑥ 기타: 복시 등

상기한 외상과 관련된 임상 증상을 확인한다.

악안면외상 환자는 일반적으로 두부를 포함한 다양한 부위의 손상을 동반하는 경우가 많다. 따라서 환자가 응급실에 방문하였을 경우에 전반적인 평가를 할 수 있도록 최선을 다해야 한다.

또한 응급처치 중에 환자가 호소하는 추가 증상에 대한 평가 및 적극적인 처치가 요구된다.

(2) 방사선 평가

① 안면골 골절이 의심되는 경우라면 skull series(skull lateral view, PA view), mandible series(oblique lateral, PA), modified Towne's view, Water's view, facial bone CT를 우선적으로 고려할 수 있다. 야간에 응급실을 통해 내원한 환자의 경우라면 악골의 골절 진단에 매우 유용한 파노라마 촬영은 추후 치과 외래에서 촬영한다(그림 4-19~24).
② 방사선검사는 최소한으로 시행하는 것이 추천된다. 하지만 일반 방사선검사는 공간적인 정보를 얻기 위하여 두방향 이상에서의 관찰을 요한다.
③ 최근에는 CT 검사를 통해 공간적인 정보를 쉽게 얻을 수 있어 일반 방사선검사의 중요성이 줄어들고 있지만 CT 촬영이 어려운 상황 등에서는 매우 유용하므로 필요한 검사와 판독 시 주의사항 등을 숙지해야 할 것이다.

A

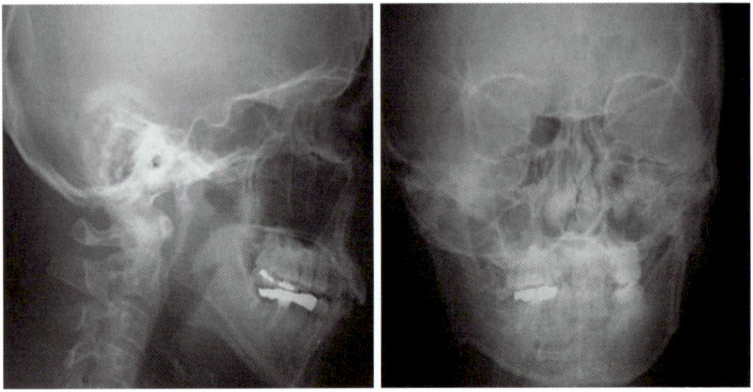

B

그림 4-19. Skull series. **A,** Skull lateral view. **B,** Skull PA view.

A

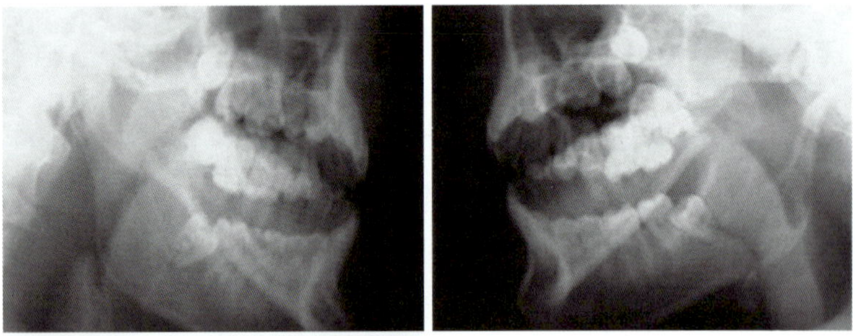

B

C

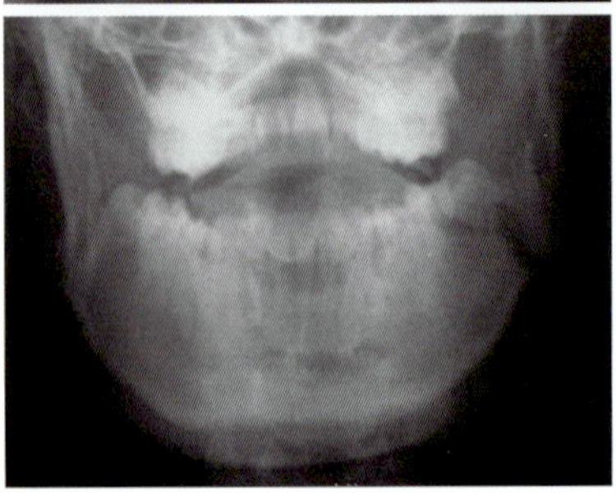

그림 4-20. Mandible series. **A,** Oblique right lateral view. **B,** Oblique left lateral view. **C,** Mandible PA view.

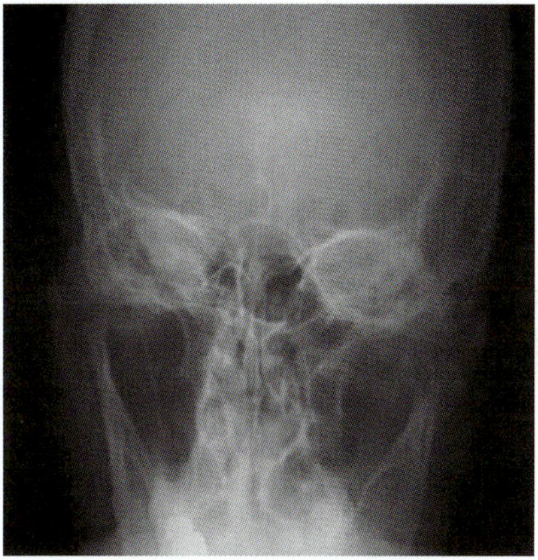

그림 4-21. Modified Towne's view.

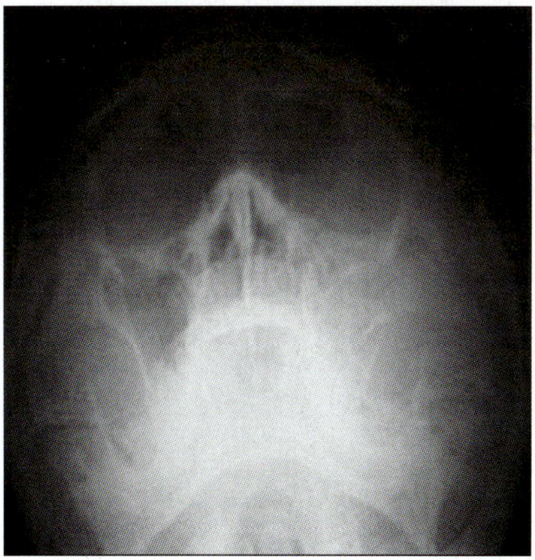

그림 4-22. Water's view.

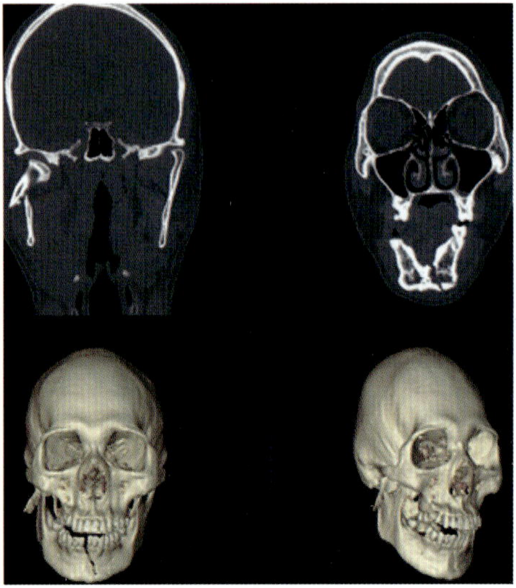

그림 4-23. Facial bone CT.

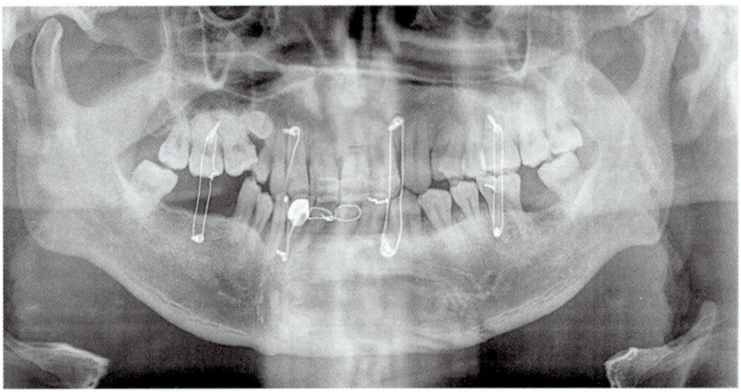

그림 4-24. 파노라마 방사선사진에서 좌측 하악 골체부와 우측 과두기저부 골절이 잘 관찰된다.

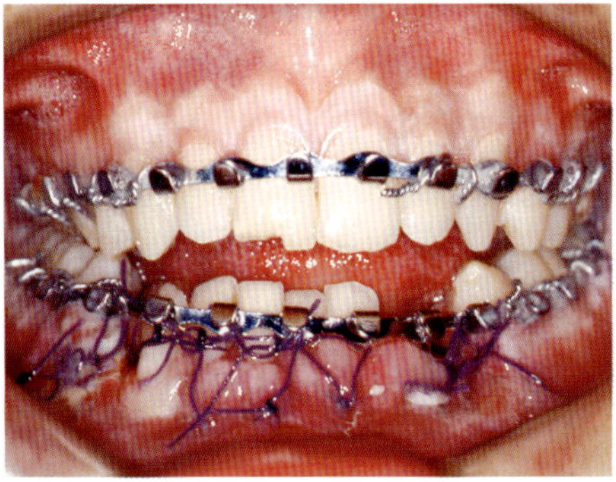

그림 4-25. 하악골 정중부 분쇄골절 환자의 일차 응급처치를 시행한 모습. 열창부를 봉합하고 arch bar를 장착하여 골편의 움직임을 최소화하였다. 부정교합이 존재하고 있으며 구강악안면외과전문의의 관혈적 정복술이 필요하다.

(3) 응급처치

① 지혈 처치

② 동반된 연조직 손상에 대한 처치

③ 골절이 확인되면 골편의 움직임을 방지하기 위해 신속히 arch bar, screws 등을 이용한 악간 고정이 필요하다. 이후 구강악안면외과 전문의에게 의뢰한다(그림 4-25).

2. 구강악안면 감염(Infection)

1) 임상 평가 및 원인 요소 파악

일차적으로 병력 및 증상 등에 대한 문진을 통해 감염성 병소임을 확인한다. 일반적인 치성감염의 경우라면 원인치에 대한 평가 및 확인이 매우 중요하다.

개구제한이나 안면의 종창과 관련하여 종양성 병소나 턱관절질환 등과의 감별이 필요하다.

안면부의 종창을 동반한 경우라면 촉진을 통해 압통이 있는 위치를 정확히 확인하고, 농의 형성이 있다면 파동성이 감지될 것이다.

참고로 최근 냉찜질을 했는지에 대한 문진이 중요하다. 냉찜질을 통해 감염의 양상이 변화될 수 있기 때문에 자칫 진단에 혼란을 초래할 수 있고, 향후 치료에도 영향을 미칠 수 있으므로 환자에게 확인 및 주의가 요망된다.

2) 방사선 촬영

일반적으로 파노라마 방사선사진을 통해 전반적인 평가를 시행한다. 원인치가 명확하게 관찰되지 않을 경우 의심되는 부위의 구내방사선촬영을 시도한다. 개구제한 등이 동반될 경우 촬영에 어려움이 있을 수 있다.

감염이 심한 경우라면 추가적으로 컴퓨터단층촬영을 시행하여 농의 위치 및 범위 등을 정확히 확인하는 것이 요망된다.

3) 항생제 및 진통제 투여

우선 구강 내 감염이 의심되면 경험적항생제 투여를 시작하는 것이 추천된다.

이후 절개 및 배농 등의 처치시 농의 배양을 통해 원인균을 동정하고 항생제감수성검사를 통해 효과적인 항생제를 선택하여 신속하게 교체해야 한다.

4) 절개 배농술(Incision and Drainage)

가능하면 절개 배농술을 신속히 시행하는 것이 좋다. 농이 나오지 않더라도 감압 효과로 통증 감소 및 감염의 확산을 방지하는 효과가 있다. 대부분의 치성 감염은 구강 내 절개배농술이 가능하나 심한 개구제한이 동반되거나 감염이 목부위로 퍼져나가는 양상일 때는 구외 접근이 필요하다.

조절되지 않는 전신질환, 호흡 곤란, 연하 곤란, 심한 고열 등이 동반될 경우 입원치료가 필요할 수 있으므로 구강악안면외과 전문의에게 의뢰한다.

5) 절개 배농술 시 고려 사항(그림 4-26, 4-27)

(1) 원칙

절개는 점막 또는 피부만을 절개하고 이후부터는 mosquito 등의 기구로 blunt dissection을 시행하면서 감염 부위에 접근한다. 하악 소구치 부위의 절개 배농 시 이공과 이신경 분지가 손상 받지 않도록 각별히 주의해야 한다.

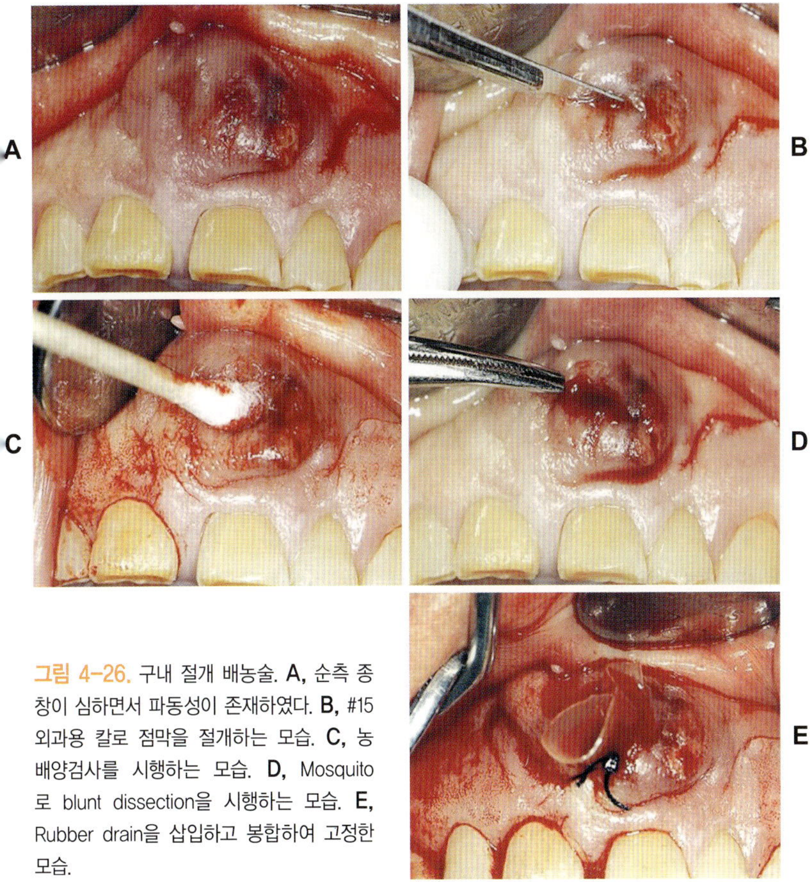

그림 4-26. 구내 절개 배농술. A, 순측 종창이 심하면서 파동성이 존재하였다. B, #15 외과용 칼로 점막을 절개하는 모습. C, 농 배양검사를 시행하는 모습. D, Mosquito로 blunt dissection을 시행하는 모습. E, Rubber drain을 삽입하고 봉합하여 고정한 모습.

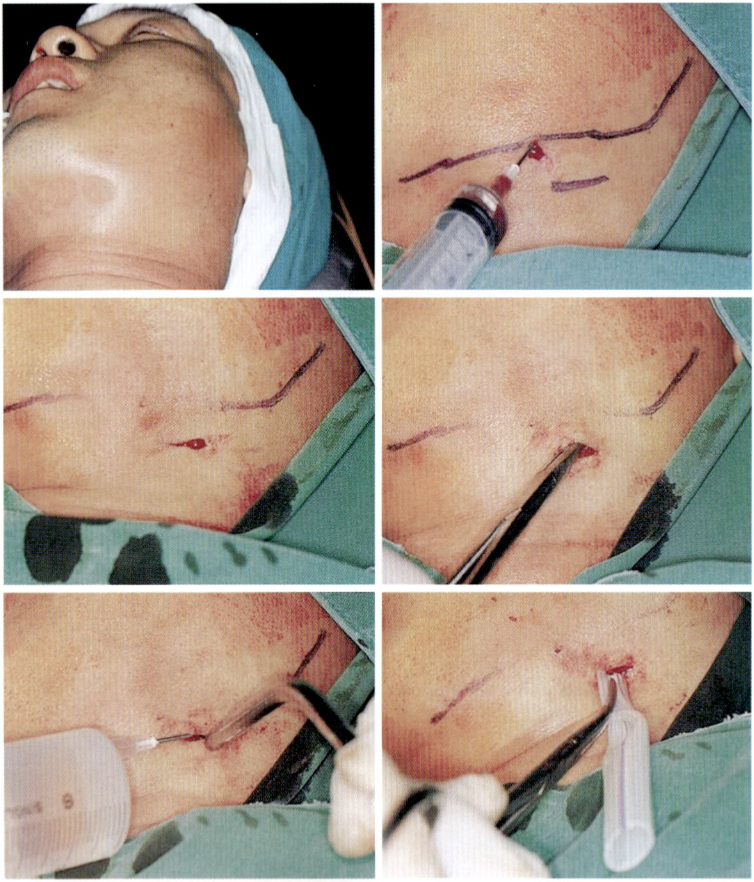

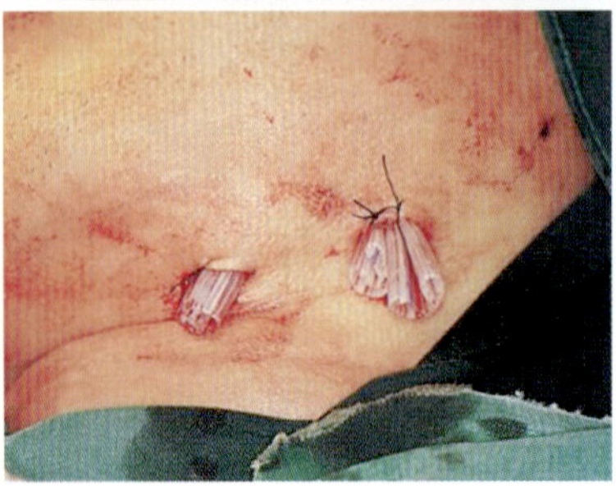

그림 4-27. 좌측 악하부 농양 절개 배농술. **A,** 술전 모습. **B,** 주사기로 농을 흡인하는 모습. 농이 흡인되면 농배양 및 항생제감수성 검사를 시행한다. **C,** #15 외과용 칼로 피부를 절개한 모습. **D,** Kelly forcep으로 blunt dissection을 시행하면서 농이 형성되어 있는 부위에 접근한다. **E,** 생리식염수로 감염 부위를 세척한다. **F,** Silastic drain을 삽입하는 모습. **G,** 봉합사로 drain을 고정한 모습.

(2) 치관주위염(Pericoronitis)

심한 경우 약간의 원심 절개를 시행해도 되나 대부분 소파술 후 드레싱만으로도 효과가 있다.

(3) 치근단 농양(Periapical abscess)

원인 치아의 치근단 주위 점막에 절개를 가한 후 농양 부위에 접근하여 배농을 시도한다. 원인 치아의 근관 치료를 병행하면 감염 조절에 매우 효과적이다.

(4) 치주 농양(Periodontal abscess)

치주 소파술과 드레싱만으로 효과가 있다. 이후 치주 치료 및 유지관리가 중요하다.

(5) 배농관(Drain) 삽입

농이 배농관을 따라서 잘 배출되도록 하는 데 목적이 있다. Silastic 또는 rubber 드레인을 사용해야 한다. 거즈 드레인은 젖는 순간부터 배농관의 기능을 상실하며 이차 감염의 원인이 되기 때문에 절대 사용하지 말아야 한다.

(6) 드레싱 및 감염 부위 세척

생리식염수 등으로 감염 부위를 철저히 세척하는 것이 매우 중요하다. 심한 감염의 경우 매일 드레싱이 필요하나 보통 2~3일에 한 번 드레싱 및 경과관찰을 한다. 배농이 되지 않는 것을 확인한 후 배농관을 제거한다.

(7) 항생제

일반적으로 경험적 항생제를 일정한 간격으로 적정 용량을 꾸준히 투여해야 한다. 항생제에 반응을 보이지 않거나 심한 감염의 경우 농배양(pus culture)을 통한 항생제 감수성 검사가 필요하다. 배농관 제거 후 항생제를 추가로 3일 더 처방한 후 치료를 종료한다.

3. 치통(Toothache)

치아 통증은 진통제를 복용하면서 참는 경향을 보였으나 요즘 환자들은 치통 해소 목적으로 응급실을 내원하는 경우가 증가하고 있으며 적절한 응급처치를 행하지 못할 경우 민원 발생의 원인이 되고 있다. 치통 환자가 내원하면 우선 정확한 원인을 찾아내는 것이 제일 중요하다. 치성과 비치성 통증을 우선 감별하고 최근 근관치료, 수복치료 받은 치아 또는 깊은 수복물이 존재하는지 우선 평가한다. 방사선사진에서 이상 소견이 관찰되지 않고 우식증, 치주질환, 외상, 치료 기왕력이 없으면 비치성 통증을 의심해야 한다.

1) 치수염(Pulpitis)

(1) 증상

찬물, 뜨거운 물에 통증을 호소하며 저작 및 타진에 양성 반응을 보인다.

(2) 가역성 치수염

자극이 가해지는 동안만 통증을 호소하며, 원인만 제거하면 치수는 정상으로 회복될 수 있기 때문에 근관 치료가 불필요하다.

(3) 비가역적 치수염

자극을 가하지 않아도 수분에서 수 시간 통증이 지속된다. 초기에는 찬 것에 통증이 유발되지만, 후기에는 온열에 의해 통증이 증가하고 한냉에 의해 감소되는 경향을 보인다. 대개 "밤에 아파서 잠도 못잤어요"라고 표현하는 경우가 많다. 비가역성 치수염은 근관치료가 필요하다.

(4) 치근단 방사선사진

와동이 치수에 가깝거나 수복물 하방에 우식이 있는지, 교합면과 인접면의 깊은 와동을 관찰한다. 치수염은 임상 증상에 근거하여 진단하는 것이 바람직하며 방사선사진은 참고 사항이며 정확하지 않음을 명심해야 한다.

(5) 타진 검사

타진에 양성 반응을 보인다고 하여 반드시 치수염 이환을 의미하는 것은 아니다.

(6) 마취 검사

원인치아를 찾아내는 데 있어 매우 유용하다. 특히 통증이 심한 경우 환자 본인은 상하악을 구분하지 못하는데 이때 감별을 위해 국소마취가 유용하게 사용될 수 있다. 특히 치주인대 내 마취 검사(치아의 원심 열구로 소량, 약 0.2mL 주입)는 마취액의 확산으로 인해 원인치의 감별에는 실패할 수 있으나 통증이 마취에 의해 완화되지 않는다면 비치성 원인을 생각해 봐야 한다.

(7) 응급 처치

① 가역성 치수염인 경우 원인 제거로 충분하다(그림 4-28). 예: 우식증 치료 등
② 비가역성 치수염의 경우 근관 치료를 시행한다. 시간이 없을 경우 치수 절단 만으로 응급처치 할 수 있다(그림 4-29).
③ 근관 치료 시 교합면을 삭제하여 압력이 해소될 수 있도록 한다.

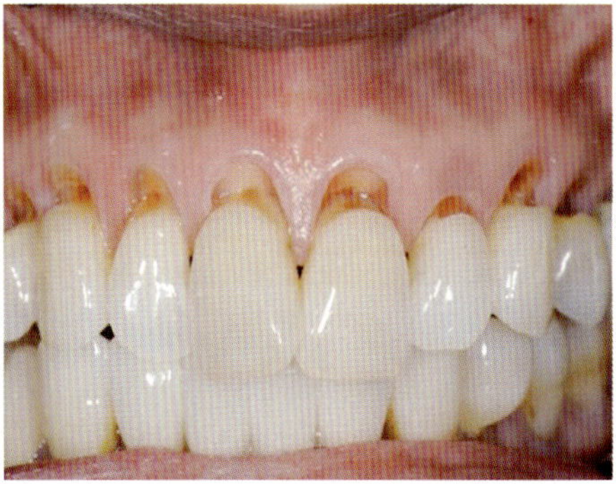

그림 4-28. 상악 치아 다수에 발생된 치경부 마모증. 치수 노출이 되지 않은 상태이고 자극을 제거하면 통증이 사라지므로 가역성 치수염으로 진단되었다. 광중합 복합 레진수복이 필요하다.

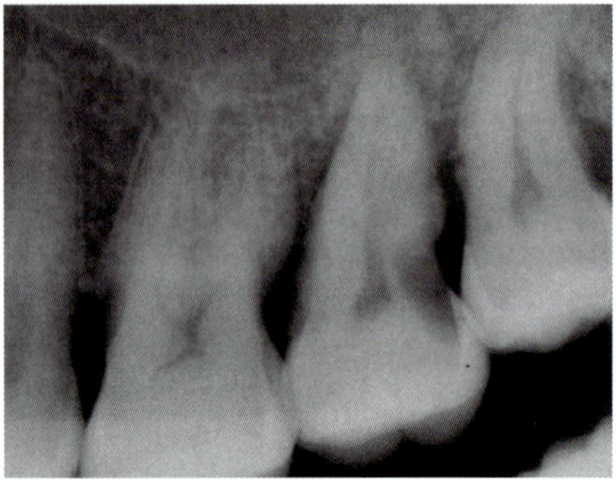

그림 4-29. 심한 통증을 주소로 내원한 50대 환자. #27 원심면에 발생한 치근 우식이 관찰된다. 밤에 잠을 이루지 못할 정도의 통증을 호소하였으며 우식은 방사선사진에서보다 더 깊은 경우가 많으므로 치수까지 침범한 것으로 보인다. 비가역성 치수염으로 진단되면 빠른 치수의 제거가 필요하다.

2) 급성 치근단 질환(Acute apical periodontitis, Flare up)

근관치료 중인 환자가 치료 도중에 급성 종창과 통증을 주소로 응급실에 내원할 수 있다.

(1) 발생 원인

근단을 넘어간 기구조작, 치근단 주위로 근관내부 내용물의 확산, 치수조직의 불완전한 제거, 근관세척제나 sealer와 같은 물질이 치근단을 넘어갔을 때, 과교합 등에 의해 발생

(2) 응급처치

① 통증이 심한 경우 항생제와 진통제를 처방한다.

② 교합면을 삭제해 준다.

③ 통증이 심한 날에는 무리하게 근관 치료를 시행하지 않는다.

④ 치은 종창이 매우 심하면 절개 배농술을 시행한다.

⑤ 일단, 근관치료가 완료되기 전에는 통증이 발생할 수 있음을 숙지시킨 후 치료받고 있는 치과의사에게 계속 치료를 받도록 설명한다.

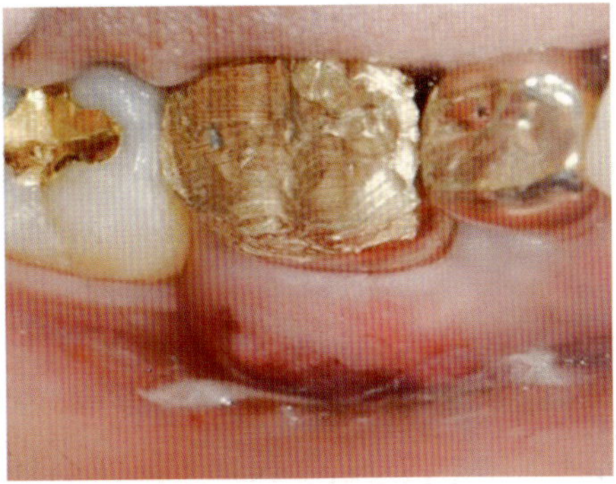

그림 4-30. 하악 우측 제1대구치(#46)에 발생한 급성 치근단 농양. 근관 치료한지 오래된 치아로서 치아가 솟구치는 느낌이 난다고 개인 치과 의원에 내원하였으나 치근단 질환에 대한 처치를 하지 않고 교합면만 삭제하였으며 치료 시기를 놓쳤다. 치근단 농양이 급성으로 발전하면서 협측골을 뚫고 부종을 발생시킴과 동시에 극심한 통증을 야기하여 응급실로 내원하였다. 절개 및 배농 치료가 시급하며 향후 치근단 질환에 대한 적절한 치료가 필요하다.

3) 급성 치근단 농양(Acute apical abscess)

① 치수 감염이 근단공을 통과하여 확산되면서 치조골 내에 국소적으로 농을 형성한다. 타진에 과민 반응을 보이며 심한 통증이 동반된다. 그러나 누공이 형성되면 통증이 경감될 수 있다(그림 4-30).

② 응급처치

a. 우선 근관을 통한 배농을 시도한다. 이때 배농로를 얻기 위한 치근단 천공은 #20 file을 넘지 말아야 한다.

b. 근관을 통해 배농이 될 경우 흡인을 하면서 10~15분 기다린다.

c. 더 이상 배농이 없으면 irrigation 하고 임시 밀봉한다. 치수강 개방은 하지 않는 것이 원칙이다.

d. 삼출물이 계속 나오면 충분한 시간을 두고 배농을 시행하고 irrigation 후 calcium hydroxide 넣고 밀봉한다.

e. 근관을 통한 배농이 잘 이루어지지 않으면 종창 부위에 직접 절개 배농술을 시행한다. 종창이 광범위하게 확산되면서 봉와직염(cellulitis)의 양상을 보일 경우 구강악안면외과 전문의에게 의뢰한다.

4. 술후 출혈(Post-extraction or postoperative bleeding)

혈액질환, 간질환, 전신질환에 의한 약물 복용 여부 등을 확인하고 전신적인 문제가 없는 경우 대부분의 환자는 압박(gauze biting, pressure dressing, stent)을 통해 쉽게 해결된다. 출혈이 지속되면 출혈 지점을 찾아 봉합을 해주거나 전기소작술, 국소지혈제(surgical, gelfoam, collagen plug, bone wax)를 사용한다(그림 4-31). 전신적인 문제를 가지고 있고 명확한 출혈 지점 없이 전반적인 출혈 양상을 보일 경우 관련된 전문 진료과와 협진이 필요할 수 있고 수혈 등의 추가 조치가 필요할 수도 있다.

A B C D

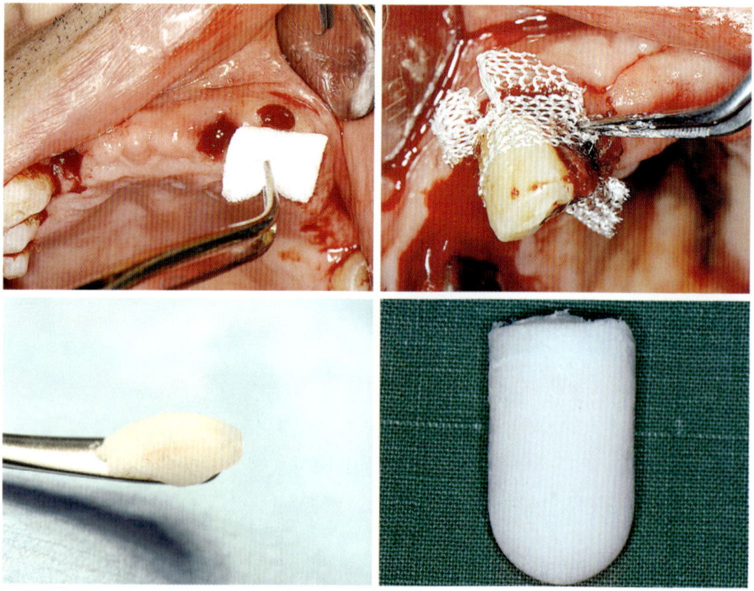

그림 4-31. 국소지혈제. **A,** Gelfoam. **B,** Surgical. **C,** Bone wax. **D,** Collagen plug.

5. 턱관절 탈구(TMJ luxation)

입이 다물어지지 않으면서 환자는 심한 통증을 호소할 수 있다. 환자를 앉히고 전방에서 양손 엄지 손가락으로 하악 후방 구치부(또는 상행지 전연)를 하방으로 누르면서 후방으로 힘을 가한다(그림 4-32). 순간적으로 덜커덕 소리가 나면서 원위치로 들어갈 것이다. 조작 중에 환자가 극심한 통증을 호소하면 진통제와 진정제를 주사하거나 턱관절 부위에 국소마취를 시행하면 통증을 경감시킬 수 있다. 정복 후에는 턱이 다시 빠지지 않도록 elastic band를 감아주거나 악간고정을 할 수도 있다(그림 4-33, 34). 진통제를 처방한 후 귀가시키고 치과 외래를 방문하도록 한다.

6. 비치성 구강안면통증(Orofacial pain)

1) 삼차 신경통(Trigeminal neuralgia)

송곳으로 찌르는 듯한 발작성 통증을 호소하며, 대부분 편측성으로 발생한다. 치성 통증이나 턱관절 통증과 잘 감별해야 한다. 때때로 대상포진(herpes zoster)으로 오진하는 경우도 있다. 응급 처방은 진통제를 주사하고 carbamazepine과 antidepressant(amitriptyline, nortriptyline)를 처방한다. 극심한 통증을 호소한 경우 마약성 진통제를 일시적으로 사용하는 것이 효과적일 수 있다.

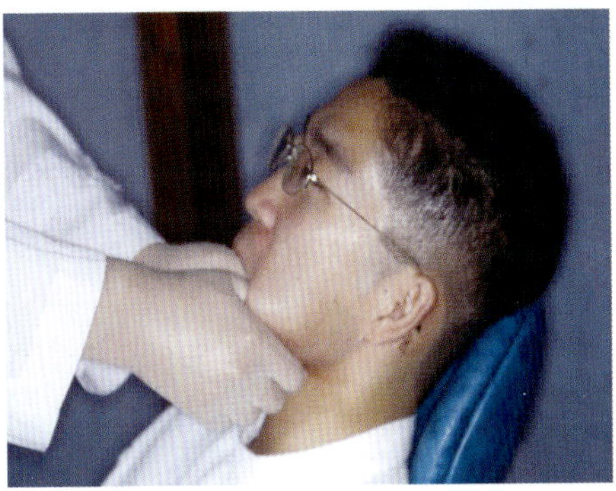

그림 4-32. 탈구된 턱관절을 정복하는 모습.

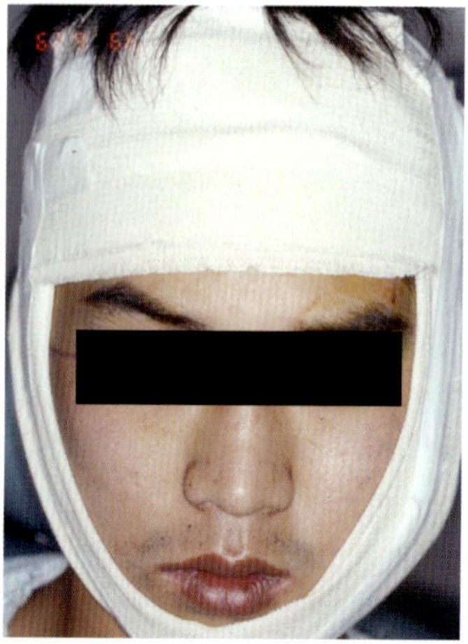

그림 4-33. Elastic bandage를 시행한 모습.

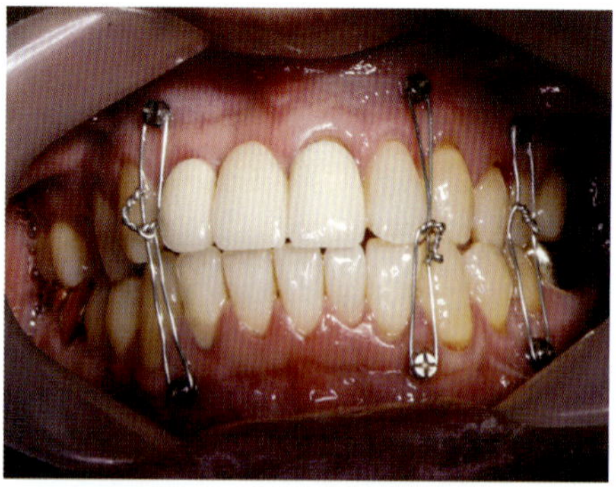

그림 4-34. 악간고정을 시행한 모습.

2) 급성 턱관절 장애(Acute temporomandibular joint disorder; TMD)

통증 발생 부위가 턱관절인지 감별하기 위한 쉬운 방법은 환자에게 입을 벌렸다가 다물도록 하면서 귀 전방의 턱관절 측방 부위와 귀 내부에서 턱관절 후방 부위를 촉진하는 것이다. 턱관절 내부의 급성 염증이 있을 경우 심한 압통을 호소할 것이다. 또한 통증으로 인해 입을 잘 벌리지 못한다. 정확한 감별을 위해 턱관절강 내에 국소마취를 시행하여 통증이 소멸되는지 여부를 판단한다.

급성 통증은 소염진통제를 처방하고 턱을 움직이지 않도록 하면 수일 내에 완화될 것이다. 그러나 추후 관련 전문의에게 진찰받을 수 있도록 조치하는 것이 좋다.

7. 치주질환 관련

치주질환으로 인해 응급실을 내원하는 경우는 매우 드물지만 간혹 괴사성 괴양성 치은염(acute necrotizing ulcerative gingivitis)에 의한 통증을 주소로 내원할 수 있다. 흔하지 않지만 환자는 극심한 통증을 호소하고 음식을 거의 먹지 못하기 때문에 야간에 응급실을 방문할 수 있다. 과산화수소, 생리식염수 또는 0.12% chlorhexidine으로 병소 부위를 세정한 후 소염진통제와 구강세정제(chlorhexidine, tantum)를 처방하고 궤양 부위에 오라메디 연고를 도포하도록 한다. 스케일링 또는 치태조절이 가장 중요하기 때문에 다음 날 치과 외래를 방문하도록 안내한다.

8. 보철물 관련 응급처치

최근의 환자들은 사소한 불편감도 참지 못하고 야간 또는 휴일에 응급실을 내원하는 경우가 많다. 의료진 입장에서는 "뭐 이런 것으로 응급실을 내원하느냐?"고 귀찮아 할 수도 있지만 환자 입장에서는 몹시 괴롭고 걱정이 되기 때문에 병원을 방문하는 것이다. 치과 보철과 관련된 문제점은 보철물 탈락이나 파절로 내원하는 경우가 대부분이다.

1) 기본 원칙

환자에게 필요한 사항은 두 가지로 보면 된다. 첫째, 심미적인 부위는 최대한 회복시켜 주려 노력하는 것, 둘째, 탈락이나 파절의 원인을 설명하고 향후 예후(현 상태로 놔둬도 괜찮을지 또 다시 탈락/파절 하면 어떻게 할지)를 알려주는 것이다. 보철물 관련 응급처치는 임시접착, 파절된 부분을 부드럽게 연마하는 것과 같은 최소한의 처치만 시행해야 한다. 시간을 많이 소비하면서 과도한 치료를 행할 경우 오히려 치료 중인 보철물에 손상을 유발할 수 있으며 치료받고 있던 타 치과와 분쟁이 발생할 소지가 있다.

(1) 분당 서울대학교병원 치과 보철과에서 치료받은 환자

① 병력 확인 및 최소한의 처치-재접착의 판단, 파절 부위 조정 및 연마

임시 접착한 보철물이 재탈락하는 경우는 드문 일이 아니다. 탈락에는 이유가 있다. 심미적인 부위가 아니면 설명 후 위의 원칙에 따라 붙이지 않는 것이 더 나을 때가 있다. 가능한 최종 접착은 하지 않는다.

② 보철과 상급 전공의 또는 교수에게 보고

③ 익일 외래 예약

④ 보철 치료 중에 문제가 발생한 환자의 경우에는 응급진료비가 발생하지 않도록 해야 민원이나 분쟁을 방지할 수 있다.

(2) 타 치과의원에서 치료받던 환자

① 탈락된 보철물의 임시 접착과 같은 최소한의 처치만 시행한다.

② 익일 치료받은 치과를 방문하도록 안내한다.

2) 고정성 보철물 관련 문제점

(1) 임시 치관 탈락

항상 탈락 이유를 파악하고 원인을 제거한 후 재접착하는 것을 원칙으로 한다. 원인 제거 없이 재접착할 경우 재탈락으로 이어진다. 대개 교합부조화에 의한 탈락이 많으므로 교합조정이 필요하다. 환자는 임시접착이라는 개념을 모르는 경우가 많으므로 위의 기본 원칙을 반드시 설명해야 한다.

① 치수 생활력이 있는 치아(Vital tooth)

a. 탈락 이유(교합 부조화, 지대치가 짧은 경우) 파악

b. 교합조정 시행

임시치관이기 때문에 부담감을 갖지 말고 과도한 교합이 안되도록 조정한 후 Temp bond나 Dycal을 사용하여 임시로 접착해 준다. 그러나 유지력이 거의 없거나 1회 이상의 탈락 경험이 있는 환자들은 레진 시멘트를 사용하여 접착해 준다.

② 치수 생활력이 없는 치아(Non-vital tooth)

a. 탈락 이유(교합 부조화, 지대치가 짧은 경우) 파악

b. 교합조정 시행 후 접착

c. 구치부의 경우에는 특별한 조치를 취하지 않아도 무방하다. 실활치의 경우 1~2주 내 정출이나 이동이 되는 경우는 드물기 때문에 심미적 목적이 아니라면 임시치관이 없어도 된다. 그러나 식편 압입, 치아 이동이 우려될 경우에는 Cavitec/Temp bond(ZOE cement)나 Dycal(Calcium hydroxide)을 사용하여 임시로 접착해 준다. 다시 탈락할 경우에는 응급실에 내원할 필요가 없으며 익일 치과 외래를 방문하도록 안내한다.

d. Post가 동반된 임시치관의 경우에는 임시 접착 시 post 쪽으로 접착제가 들어가지 않도록 주의해야 한다. 그 이유는 교합이 높아지면서 추후 최종 보철 치료 시 문제를 야기할 수 있기 때문이다. 가능한 최종 시멘트는 쓰지 않는다. Ferrule이 충분하지 않은 경우가 많아 재탈락의 우려가 크고 자다가 분실하거나 삼키는 경우도 있으므로 약속 기간이 짧을 경우 붙이지 않는 경우도 있으며 탈락 시 심미적 관점에서만 사용하도록 관리 요령을 알려줘야 한다(그림 4-35).

A

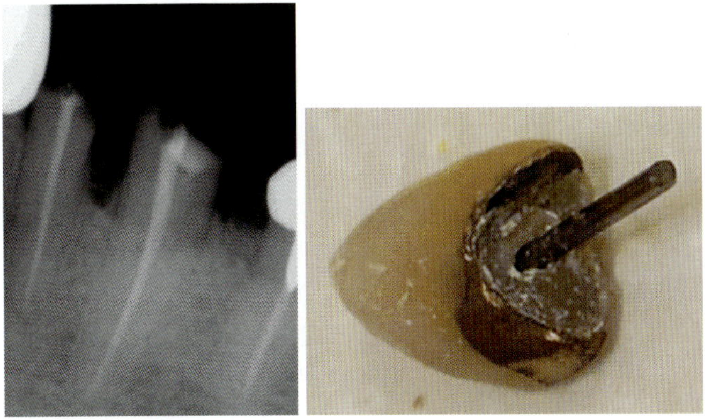

B

그림 4-35. Post가 동반된 모철물 탈락. A, 치근단 방사선사진. B, 탈락된 보철물의 모습.

(2) 최종 수복물 탈락 또는 파절(그림 4-36, 4-37)

① 잔존 치아 손상이 동반된 경우

교통사고/충격에 의한 금관 파절 또는 이차 우식증으로 금관 치경부 파절 후 잔존 치근만이 존재하는 경우에는 특별한 치료를 하지 말고 익일 치과 외래 또는 치료 받던 치과를 방문하도록 안내한다. 만약 통증이나 감염, 탈구와 같은 증상이 존재한다면 상기의 보존과적 처치 및 약물을 처방하고 귀가시킨다. 만약 환자가 강력히 재부착을 요구할 경우에는 내부 치아들의 상태를 충분히 설명한 후 임시접착하고 귀가시키고 치료받던 치과를 빠른 시일 내에 방문하도록 안내한다.

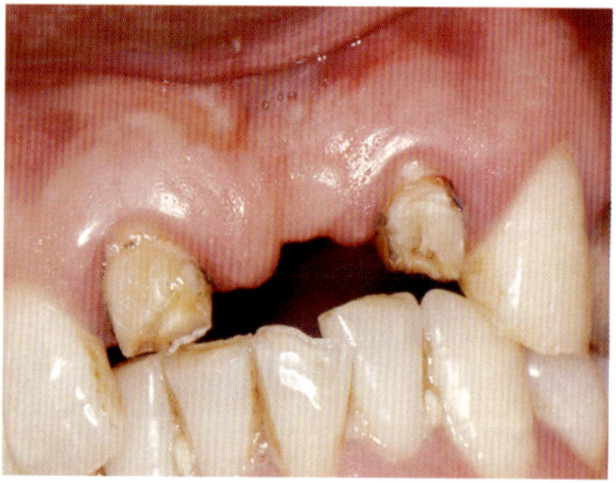

그림 4-36. 상악 전치부 보철물이 탈락된 모습.

A

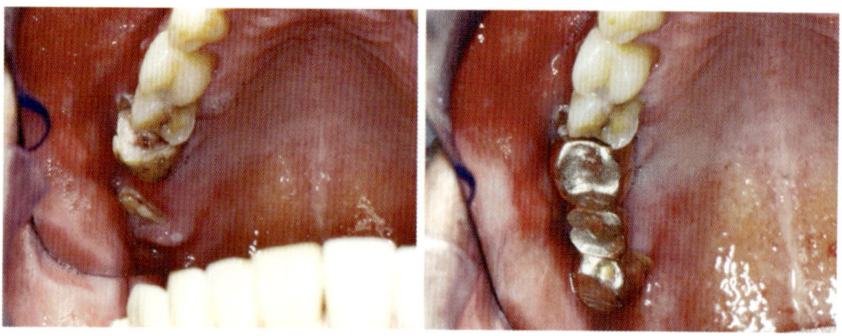

B

그림 4-37. 상악 우측 구치부 보철물 탈락. A, 잔존치의 우식증 및 파절 소견이 관찰된다. B, 환자가 접착을 원하여 임시접착시킨 모습. 반드시 잔존치의 상태(발치가 필요함)를 환자 및 보호자에게 설명해야 한다.

② 잔존 치아 손상이 없는 경우

임시 접착시킨 후 익일 치과 외래 또는 치료받던 치과를 방문하도록 안내한다.

③ Porcelain veneer chipping

환자의 혀, 입술과 같은 연조직을 자극하면서 불쾌감 및 통증을 유발하기 때문에 diamond bur 등을 이용하여 부드럽게 다듬어 준다.

3) 가철성 보철물

의치 치아 또는 의치상이 파절되어 내원하는 경우가 대부분인데 응급상황에 해당되지 않고 특별히 해 줄 처치법이 없다. 환자의 특별한 상황, 가령 중요한 행사, 만남 등이 예정되어 있는 경우에는 심미적 불편감을 최소화하기 위해 간단한 의치 수리를 해 줄 수 있지만 완벽을 기대하기 어렵고 불편감이 계속 남을 것임을 환자에게 설명해야 한다. 파절된 의치 치아/의치상에 retentive hole을 형성한 후 acrylic resin으로 접착시키고 교합 조정하여 마무리한다. 의치상 파절의 경우 wire를 포매하는 것이 급격한 파절 방지에 도움이 된다. 필요에 따라 resin build up을 시행할 수도 있다.

4) 임플란트 관련 문제점

고정체 골유착 파괴, 유지 나사 풀림, 상부 보철물 접착제 wash out, 임플란트 고정체 또는 고정용 나사 파절이 원인이다.

(1) 임플란트 동요도

① 원인 파악

방사선사진 촬영 후 문제점을 파악한다. 원인을 파악하는 가장 간단한 방법은 상부보철물을 임플란트 고정체 연결부로 밀어 넣고 힘을 준 채 옆으로 흔들어 보는 것이다. 모든 임플란트는 임플란트 고정체와 지대주가 연결되어 있는 형식이므로 나사가 최대한 조여졌다고 가정한 위치까지 밀어 흔들면 원인 부위를 알 수 있다. 예를 들어 밀어 넣은 위치에서도 흔들리면 임플란트 고정체가 치조골과의 결합이 파괴된 것이거나 연결부가 찢어진 것이므로 고정체의 문제인 경우가 많다. 그러나 지대주의 연결부 hex나 neck이 부러진 경우에도 흔들리므로 전체적인 치축의 흔들림인지 상부보철물의 흔들림인지 감별해야 한다. 지대주의 연결부 hex나 neck이 부러지면 상부보철물이 회전한다. 상부보철물이 흔들리지 않으면 나사 풀림이 원인이다. 나사 파절의 경우 상부보철물은 탈락한다. 정리하자면 상부보철물을 밀어 넣고 옆으로 흔들어 본 후 돌려보면 대개 원인을 알 수 있다(그림 4-38~4-41).

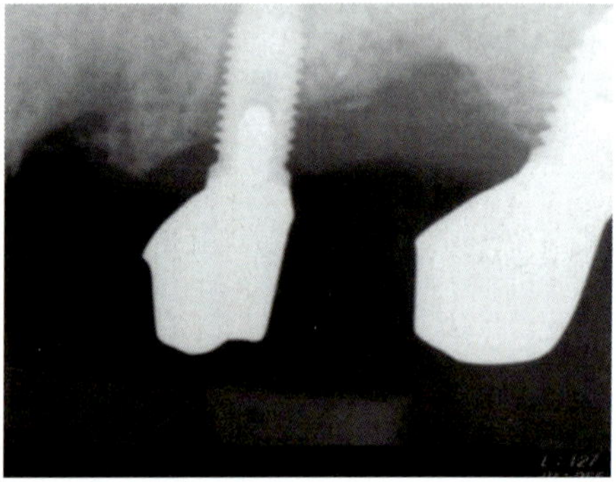

그림 4-38. #25 임플란트 고정체 골유착 파괴를 보이는 치근단 방사선사진.

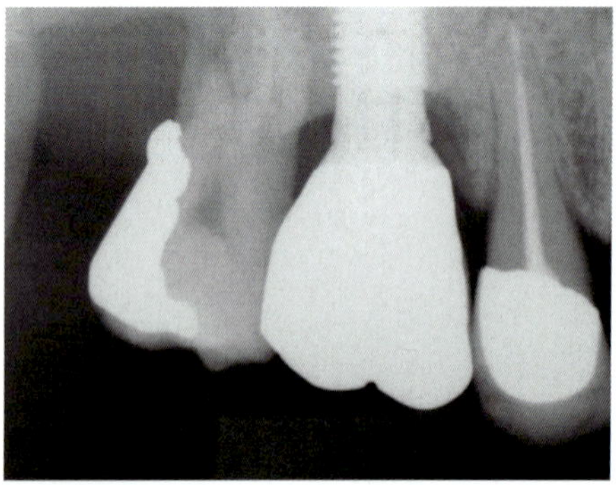

그림 4-39. 임플란트(Zimmer) 고정체 상단이 찢어진 소견이 관찰된다.

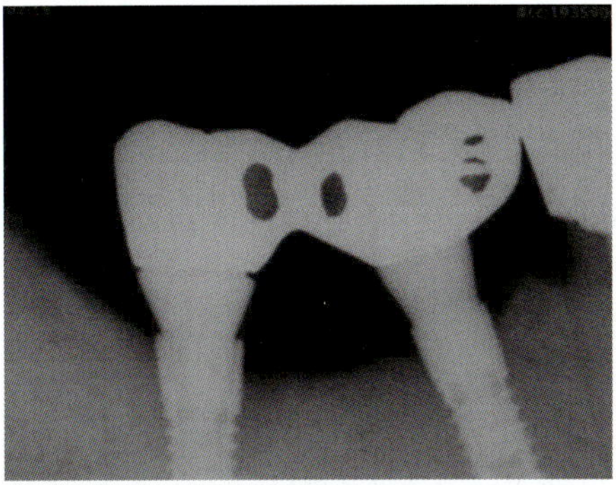

그림 4-40. #47 임플란트(Osstem) 고정체 상단이 찢어진 증례.

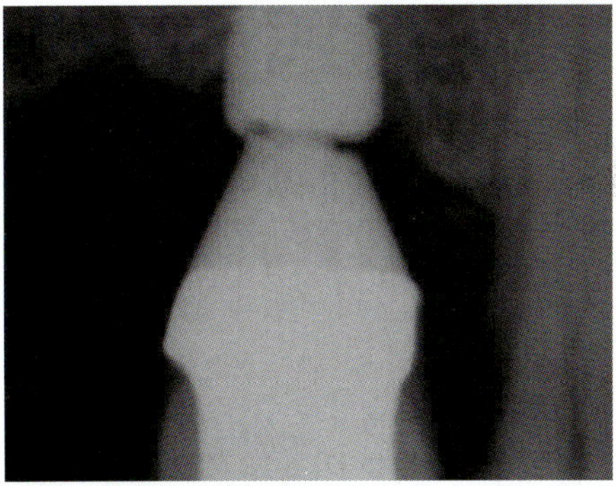

그림 4-41. 임플란트(Implantium) 지대주 목 부분이 찢어진 증례.

② 응급 처치

타 치과에서 치료받은 환자들은 사유를 설명한 후 귀가시킨다. 잘못 처치할 경우 더 큰 문제점을 유발하거나 치료한 치과의사와 분쟁이 발생할 소지가 크다. 그러나 분당 서울대학교병원서 치료받은 환자는 의무기록지를 자세히 검토하여 치료가 어떻게 진행되었는지 파악한다.

a. 고청체 동요도

감염이나 통증이 존재할 경우 항생제와 소염진통제를 처방하고 익일 치과 외래를 방문하도록 안내한다.

b. 나사풀림, 접착제 wash out으로 인한 상부 보철물 동요도

나사 구멍이 없는 접착형인 경우에는 특별한 처치를 해 줄 것이 없다. SCRP, 나사 유지형 보철물인 경우에는 다음과 같이 처치한다(그림 4-42).

ㄱ. 치근단 방사선사진 촬영

ㄴ. 나사 구멍의 레진을 제거하여 하방의 고정 나사를 노출시킨다. 이때 screw hex를 건드리지 않도록 주의하면서 세심하게 레진을 제거해야 한다.

ㄷ. Hand screw driver로 느슨해진 나사를 조인다.

ㄹ. Cotton을 삽입한 후 gutta percha로 밀봉한다.

ㅁ. 익일 치과 외래를 방문하도록 안내한다.

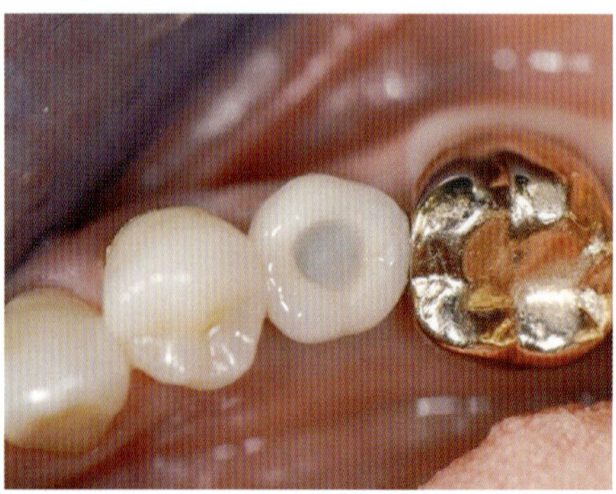

그림 4-42. 나사유지형 임플란트 보철물의 구강 사진.

c. 임플란트 고정체 파절, 나사 파절, 접착제 용해로 인한 상부보철물 동요
흡인 등의 문제가 없다고 판단되면 환자를 일단 안심시킨 후 익일 치과 외래를 방문하도록 안내한다.

(2) 임플란트 고정체 파절, 나사 파절, 접착제 용해로 인한 상부보철물 탈락

흡인 등의 문제가 없다고 판단되면 환자를 일단 안심시킨 후 익일 탈락된 부품을 소지하고 치과 외래를 방문하도록 안내한다.

(3) 상부 보철물 파절

일반 보철물에 준해 상기와 같이 처치한다.

9. 치열교정 치료 관련

교정치료와 관련된 응급내원은 (1) 교정용 와이어에 의한 구강 점막 자극, (2) Bracket 탈락, (3) 교정 장치에 연조직이 끼인 경우, (4) 기타 교정 장치 파손 등을 주소로 내원하는 경우가 대부분이다. 의료진 입장에서 볼 때 응급상황이 아니라고 볼 수 있지만 환자 입장에서는 불편감과 걱정이 크기 때문에 적절한 설명과 함께 조치를 취한 후 귀가시켜야 한다.

1) 교정치료 관련 응급환자 내원할 경우

① 교정치료 중의 환자가 응급실을 내원한 경우에는 교정과 전공의 또는 교수에게 먼저 연락한 후 적절한 지시에 따르는 것을 원칙으로 하고, 만약 연락이 되지 않을 경우 응급 처치만 시행한다.
② 응급 치료 후에는 가능한 빠른 시일 내에 치료받고 있는 교정과에 내원하여 재조정 및 필요한 치료를 받도록 설명한다.

2) 교정치료 관련 응급 처치

(1) Bracket이 탈락된 경우

① 탈락한 bracket이 최후방에 위치한 경우

Distal end cutter를 이용하여 바로 앞 bracket의 원심 측 wire를 절단해 주고

wire 끝이 연조직을 자극하지 않도록 처리해준다.

② 그 외의 경우(중간에 위치한 bracket의 탈락)

탈락된 bracket만 제거한다. 인접 치아에 부착되어 있는 bracket이 문제 없다면 탈락된 bracket의 제거만으로도 환자 불편감은 해소될 수 있다.

(2) 교정용 wire가 구강 내 조직을 자극하는 경우

① Wire가 최후방 bracket에서 빠진 경우

빠진 wire를 재삽입 후 wire 끝에 소량의 resin을 둥글게 말아서 wire 말단부에 부착한 후 광중합하여 빠지지 않도록 해준다(그림 4-43).

② Wire가 돌아가서 bracket에서 빠진 경우

치열이 비교적 좋은 치아에 부착되어 있는 bracket의 근심과 원심에 소량의 resin을 묻힌 후 광중합하여 wire가 돌아가는 것을 방지한다(그림 4-44).

A

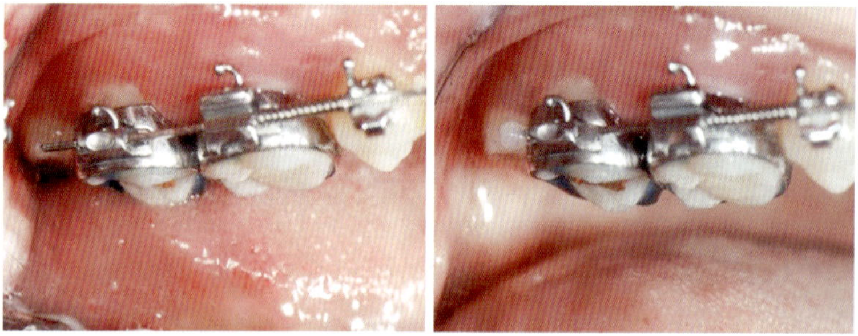

B

그림 4-43. Wire가 최후방 bracket에서 빠진 경우. A, 빠져나온 wire는 협점막 등을 자극하면서 환자에게 심한 통증과 불편감을 초래한다. B, 레진을 둥글게 말아서 wire 말단부에 부착한 후 광중합하여 빠지지 않도록 한다.

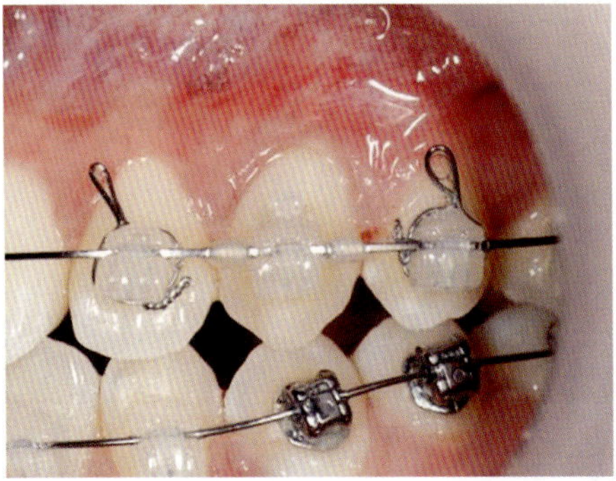

그림 4-44. #23 bracket의 근심부와 원심부에 레진볼을 부착한 모습.

(3) 혀가 교정 장치에 걸려 빠지지 않는 경우

① 혀가 걸린 부위를 확인 후 국소마취 한다.

② 교정 장치의 형태 및 구조를 잘 파악한 후 혀가 걸린 방향을 예측하여 그 반대 방향으로 핀셋이나 Kelly 등을 이용하여 빼준다.

③ 교정장치가 박혔던 혀 부위를 소독한다. 걸린 부분을 확인하여 날카롭거나 걸릴만한 부분을 수정해주고 수정이 어려우면 wax로 덮어 준다. 환자에게도 wax를 주어 사용법을 알려준다(그림 4-45).

(4) 교정 장치에 의해 구강 내 궤양이 생긴 경우

① 궤양을 주소로 응급실을 내원하는 경우는 매우 드물지만, 민감한 환자들의 경우 교정치료 초기에 내원할 수 있다.

② 교정치료 장치들이 기존에 없던 지속적인 자극을 가해 발생한 것임을 설명하고 적응되는 과정임을 이해시킨다.

③ 자극원을 확인하여 연조직에 지속적으로 접촉되거나 저작운동을 할 때 과도하게 접촉되는 부위를 조정한다. 날카로운 부위는 resin으로 부드럽게 덮어 주고 거친 부위는 부드럽게 다듬어 준다.

A B C D
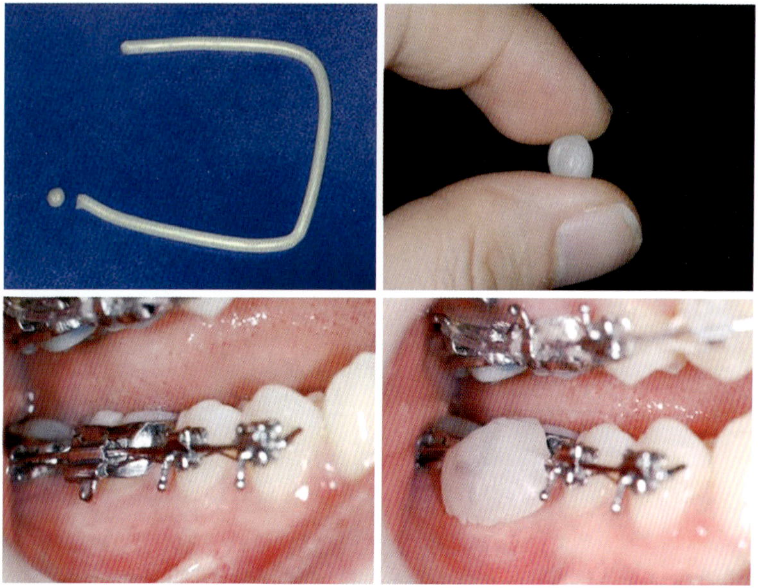

그림 4-45. 혀가 교정 장치에 걸려 빠지지 않는 경우의 처치. **A,** Utility wax를 준비한다. **B,** 소량 떼어낸 왁스를 볼 형태로 만다. **C,** Utility wax로 덮기 전 구강 사진. **D,** Utility wax로 처리한 모습.

2) 교정 중인 환자의 치아 외상(Avulsion, subluxation, fracture)

① 교정 중인 치아들은 치주인대공간(PDL)이 넓어져 있고 동요도가 있기 때문에 외상에 의해 탈구되기 쉽다. 더구나 치아들이 wire로 연결되어 연속적으로 탈구될 가능성이 높다(그림 4-46).

② 과도한 외력에 의해 변형된 wire와 탈락된 bracket만 제거해 준다.

③ 통상적인 치아외상 응급처치 지침에 따라 외상 받은 치아를 치료한다.

④ 고정이 필요한 경우

a. 탈락된 bracket이 없는 경우에는 기존의 bracket을 이용하여 wire를 passive 하게 연결하여 고정한다.

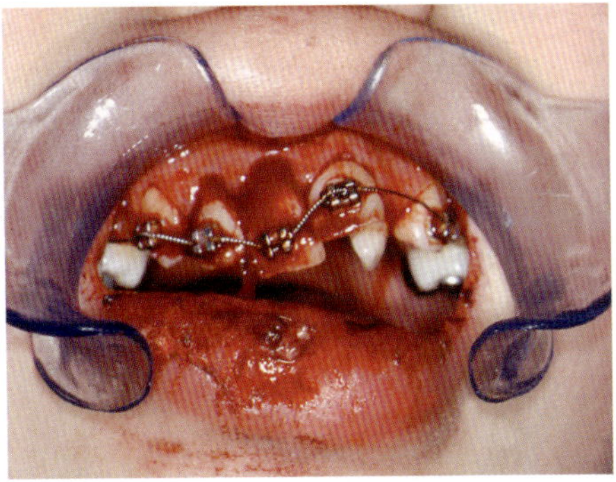

그림 4-46. 교정 치료 도중 외상으로 인해 치아가 탈구된 모습.

b. 일부 bracket이 탈락된 경우에는 bracket이 없는 구개측 또는 설측으로 접근하여 Rib-bond로 고정한다.

⑤ 주의사항 설명

a. 일반적인 치아 외상 후 관리에 대한 주의사항

b. 교정치료는 바로 재개하지 말고 2~3개월 정도 경과 후 진행한다.

찾아보기

ㄱ

가철성 보철물 *81*
간이식 *40*
간장질환 *37*
감염 *65*
갑상선기능저하 *38*
갑상선기능항진증 *38*
강심제 *33*
고정체 파절 *85*
고혈압 *34, 35*
관절 대체술 *3*
교정치료 *85*
구강안면통증 *75*
급성 치근단 농양 *73*
급성 치근단 질환 *72*
기관지 *36*
길항작용 *7*

ㄴ

나사 파절 *85*
뇌혈관 질환 *35*

ㄷ

당뇨 *36*
대상포진 *75*

ㄹ

류마티스관절염 *36*

ㅁ

마취제 *29*
만성 *35, 36*
만성폐쇄성폐질환 *36*
미국 심장학회 *1*
미국 정형외과 수술 학회 *3*

ㅂ

배농관 *69*
부작용 *16*
부정맥 *35*
비타민 K *40*

ㅅ

살균제 *6*
삼차 신경통 *75*
상가작용 *7*
상승작용 *7*
설하동맥 *46*
소화기 궤양 *38*
수유 *41*
수유 중인 환자 *38*
스테로이드 *21*
신부전증 *36*
심근경색 *35*
심내막염 *2*
심부전증 *35*
심혈관계 *33*

ㅇ

아탈구 *53*
안면골 골절 *61*
알러지 *38*
열창 *44*
예방적 항생제 *1*
완전 탈구 *54, 60*
외상 *44*
울혈성 심부전 *39*
위궤양 치료제 *40*
위산분비 억제제 *33*
임산부 *37, 41*
임신 *39*
임플란트 동요도 *81*

ㅈ

장기복용 환자 *36*
절개 배농술 *66*
정균제 *6*
정신건강의학과 *39*
정출 *54, 58*
진탕 *52*
진통제 *6*

ㅊ

천식 *36*
출혈 *74*
측방탈구 *54, 59*
치관 탈락 *78*
치관 파절 *50, 58*
치관주위염 *69*
치관-치근 파절 *50*
치근단 농양 *69*
치근파절 *52*
치수염 *70*
치아 고정술 *56*
치아 외상 *49, 88*
치열교정 *85*
치주 농양 *69*
치주질환 *77*
치통 *70*

ㅌ

탈구 *52, 58*
턱관절 장애 *76*
턱관절 탈구 *75*

ㅍ

편두통약 *25*
피임법 *6*

ㅎ

함입 *54, 59*
항불안제 *23*
항생제 *6*
항응고제 *33, 38*
항전간제 *25*
항히스타민 *32*
혈압강하제 *33*
협심증 *35, 39*

A

Acute apical abscess *73*
Acute apical periodontitis *72*
Additive *7*
American Academy of Orthopedic Surgery *3*
American Heart Association *1*
Analgesics *6*
Antagonistic *7*
Antihistamine *32*
Aspirin *39*
Avulsion *54*

B

Bactericidal drug *6*
Bacteriostatic drug *6*
Benzodiazepine *42*
Bleeding *74*
Bracket *86*

C

Cephalxin *3*
Chlorhexidine *32*
Cimetidine *33*
Clindamycin *3*
Concussion *52*
COPD *36*
CRF *36*
Crown fracture *50*
Crown-root fracture *50*
Cyclosporin *40*

D

Digoxin *33*
Drain *69*
Drainage *66*

E

Extrusion *54*
Extrusive luxation *54*

F

Flare up *72*

H

Herpes zoster *75*

I

Incision *66*
Infection *65*
Intrusion *54*
Intrusive luxation *54*

L

Laceration *44*
Lateral luxation *54*
Lidocaine *39*
Liver disease *37*
Luxation *52*

N

Nifedipine *40*

O

Orofacial pain *75*

P

Periapical abscess *69*
Pericoronitis *69*
Periodontal abscess *69*
Pilocarpine *32*
Porcelain veneer chipping *81*
Povidone iodine *32*
Pulpitis *70*

Q

Quinolone *40*

R

Root fracture *52*

S

Side effect *16*
Splinting *56*
Staphylococci *4*
Steroid *36*
Streptococci *4*
Sublingual artery *46*
Subluxation *53*
Synergistic *7*

T

Temporomandibular joint disorder *76*
TMJ luxation *75*
Tooth injury *49*
Toothache *70*
Trauma *44*
Trigeminal neuralgia *75*

W

Warfarin *33*

저자약력

김영균

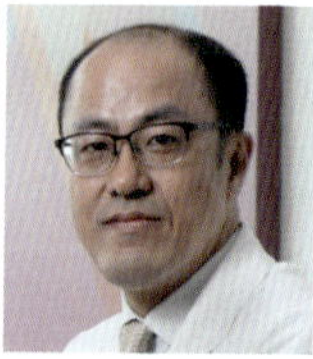

- 1980~1986 서울대학교 치과대학 졸업
- 1986~1989 서울대학병원 치과진료부 구강악안면외과 전공의
- 1987~1994 서울대학교 대학원 치의학 석사 및 박사
- 1992~1997 조선대학교 치과대학 전임강사 및 조교수
- 1998~2003 대진의료재단 분당제생병원 치과 구강악안면외과장
- 2003~2012 분당서울대학교병원 치과 과장겸 부교수
- 2009~2014 서울대학교 치의학대학원 치의학과 부교수
- 2011~2014 사단법인 대한턱관절협회 회장
- (현) 서울대학교 치의학대학원 치의학과 교수, 분당서울대학교병원 치과 구강악안면외과 교수
  Editor-in Chief, Journal of Korean Association of Oral and Maxillofacial Surgery
  대한민국의학한림원 정회원, 제7분회-치의학
  보건복지부 신의료기술평가위원회 분야별 전문평가위원회 위원

이양진

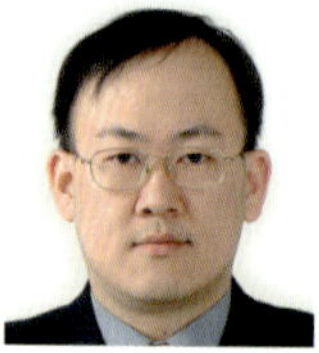

- 1986~1992 서울대학교 치과대학 졸업
- 1992~1995 서울대학병원 치과진료부 치과보철과 전공의
- 1993~1995 서울대학교 대학원 치과보철학 석사
- 1998~2002 서울대학교 대학원 치과보철학 박사
- 1995~1998 해병대 1사단, 해군 2함대 군의관 복무
- 1998~2007 강릉대학교 치과대학 전임강사, 조교수, 부교수
- 2007~2012 분당서울대학교병원 치과 부교수
- (현) 분당서울대학교병원 치과 교수
  서울대학교 치의학대학원 치의학과 교수

윤필영

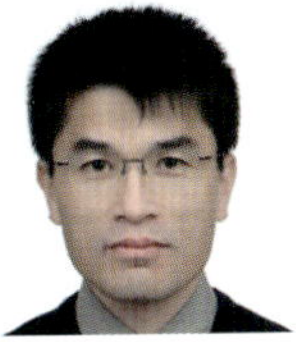

- 1989~1995 서울대학교 치과대학 졸업
- 1996~1998 서울대학교대학원 치의학과 석사과정 졸업
- 2002~2005 서울대학교대학원 치의학과 박사과정 졸업
- 1995~1996 인턴과정 수료 서울대학교병원 치과진료부
- 1996~1999 레지던트과정 수료 서울대학교병원 구강악안면외과
- 2002~2003 서울대학교병원 구강악안면외과 임상강사
- 2003~2005 분당서울대학교병원 치과 임상강사
- 2005 분당서울대학교병원 치과 촉탁조교수
- 2005~2011 분당서울대학교병원 치과 임상조교수
- (현) 분당서울대학교병원 치과 임상부교수
  분당서울대학교병원 치과 과장

최용훈

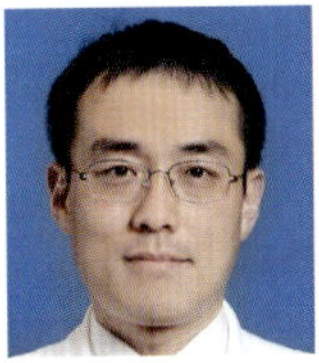

- 1995~2002 경북대학교 치과대학 졸업
- 2001~2004 경북대학교 치과대학 치과병원 보존과 전공의
- 2002~2004 서울대학교 대학원 치과보존학 석사
- 2010~2012 서울대학교 대학원 치과보존학 박사
- 2008~현재 분당서울대학교 병원 치과 보존과 조교수
- (현) 자연치아 아끼기 운동 이사
  대한스포츠치의학회 편집이사
  분당서울대학교병원 치과 실무담당교수

김수관

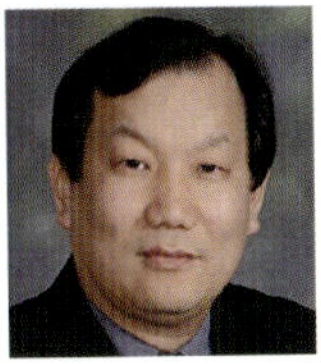

- 1983~1989 조선대학교 치과대학 졸업
- 2009~2013 조선대학교 치과대학장 및 치의학전문대학원장
- 2008~2009 미국 텍사스대학(UTSA) 방문교수
- 2010~2014 조선대학교 구강생물학연구소장 및 조선대학교 구강생물학연구소지 편집장
- 2012~2014 대한레이저치의학회 제9대 회장
- 2014~2015 대한국제임플란트학회(ICOI Korea) 제7대 회장
- 2004~현재 세계3대 인명사전(마르퀴즈 후즈 후, 미국인명연구소, 영국 국제인명센터) 등재
- 2011~2016 치과용정밀장비 및 부품기술혁신센터장
- 2014~2017 사단법인 대한턱관절협회 제6대 회장
- 2014~2017 치협 제29대 수련고시이사 및 치과의사 전문의 자격시험 수련고시위원장
- 2014~현재 세계악안면수술학회지(IJUPS) 편집장
- 2014~현재 사단법인 자평 이사장

Complication Q & A *in* Dentistry
치과 응급처치 및 약물 처방 시 주의사항

발행일 2015년 9월 5일
저 자 김 영 균 외
발행인 최 용 원
편 집 김 지 현
표 지 김 지 현
발행처 **대한나래출판사**
등 록 제2012-000051호(1994. 12. 14)

주 소 서울특별시 성동구 성수2로 147 (성수동2가 289-319번지)
아이에스비즈타워 903호
전 화 (02) 922-7080
팩 스 (02) 922-0841
이메일 nrpub@naver.com

ISBN 978-89-5741-388-3 **정가 20,000원**

www.dhpub.com